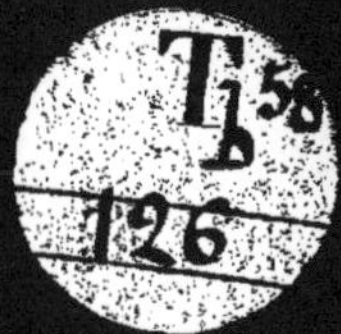

SOCIÉTÉ FRANÇAISE D'OPHTALMOLOGIE

CONGRÈS DE 1896

RAPPORT

SUR

LA VISION BINOCULAIRE

SA PERTE ET SON RÉTABLISSEMENT

PAR

Le Dr Ed. MEYER

PARIS
G. STEINHEIL, ÉDITEUR
2, rue Casimir-Delavigne, 2

1896

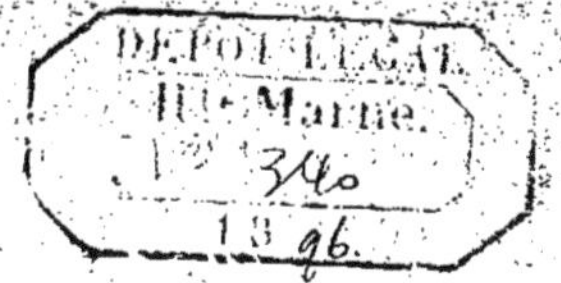

SOCIÉTÉ FRANÇAISE D'OPHTALMOLOGIE

CONGRÈS DE 1896

LA VISION BINOCULAIRE

SA PERTE ET SON RÉTABLISSEMENT

Par le Dr Ed. MEYER

La vision binoculaire est l'apanage des êtres qui possèdent un champ visuel commun aux deux yeux. Dans l'étendue de ce champ leurs axes optiques se dirigent sur le point regardé ou en parallélisme ou en convergence.

Chez l'homme, il est devenu facile, depuis que Aubert et Foerster nous ont doté du périmètre, de déterminer, à l'aide de cet instrument, les limites dans toutes les directions du champ visuel de chaque œil, aussi bien que du champ visuel commun aux deux yeux. Nous savons que horizontalement il embrasse pour chaque œil à peu près 100° du côté de la tempe et 60° du côté du nez, verticalement à peu près 55° en haut et 65° en bas. Le champ de vision binoculaire garde la même étendue verticale, tandis que dans les parties latérales il est bien plus petit que le champ visuel total des deux yeux (fig. 1). En effet pour des lignes visuelles parallèles le champ visuel binoculaire est de $2 \times 60 = 120°$, tandis que le champ visuel total est de 200°, chaque œil voyant encore de 40° plus loin du côté de la tempe.

Chez les animaux où ces études ne sont pas sans rencontrer

quelques difficultés, on a pris pour base soit des mensurations de leurs crânes et de la position latérale de leurs yeux, en admettant que le plan du bord orbitaire est également le plan perpendiculaire aux axes des yeux (Joh. Muller : vergl. Physiol. des Gesichtssinnes, 1826 et Leukart : Organologie des Auges dans Handbuch von Græfe u. Sæmisch, II, 1, 1876), soit l'angle de divergence des axes cornéens mesuré directement sur le vivant, suivant les méthodes employées par Grossmann et Mayerhausen, sous la direction de Donders, dans le laboratoire d'Utrecht et dans les jardins zoologiques d'Amsterdam et de Rotterdam (Graefes Arch. f. Opht., XXIII, p. 217, 1877). C'est surtout de la grandeur de cet angle de divergence que dépend la différence entre le champ visuel de l'homme

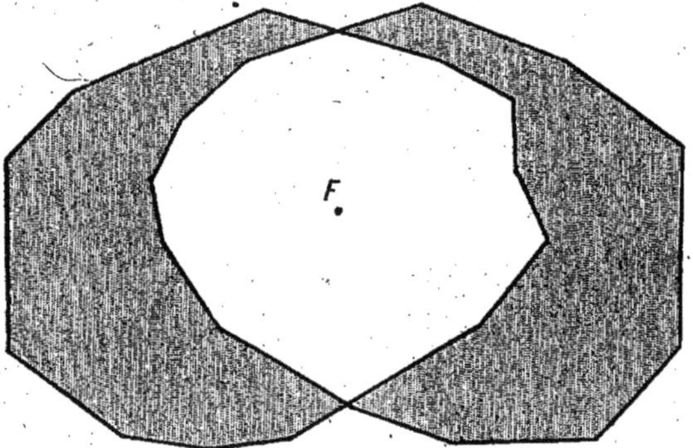

Fig. 1.

et celui des différents animaux. Chez l'homme cet angle (γ), formé par la ligne visuelle et l'axe de la cornée, est de 5°; il n'est pas bien plus grand chez le singe anthropoïde. Chez les autres singes il est déjà de 15° et chez le lion de 21,5°. Avec l'accroissement de γ, les champs visuels monoculaires grandissent, s'étendent davantage du côté de la tempe et se recouvrent de moins en moins binoculairement. Cependant la saillie du nez étant moins gênante lorsque les axes visuels sont très divergents, le lion a encore un champ visuel binoculaire de 120° sur un total de 233° ; l'éléphant avec $\gamma = 61,5°$ un champ visuel total de 313° dont 67 binoculaire ; le cheval avec $\gamma = 65,5°$ un champ visuel binoculaire de 59° ; enfin chez le lapin avec $\gamma = 85^o$ il existe encore une vision binoculaire de 20° sur le devant de la tête, et peut-être même un très petit champ de vision binoculaire derrière la tête dans l'extrême abduction de ses yeux.

L'étendue du champ visuel chez l'homme, dont nous avons indiqué plus haut les limites pour le regard immobile, grandit considérablement par les mouvements des yeux et de la tête. L'effet des mouvements des yeux est démontré par la forme exacte du champ de regard binoculaire, telle que Helmholtz l'a déterminé pour ses yeux maintenus parallèles (Opt. physiol., p. 627). Dans la figure dessinée par lui (fig. 2),

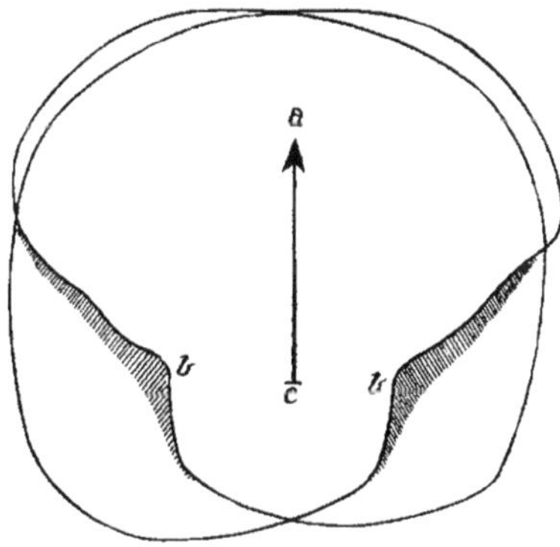

Fig. 2.

a indique la position initiale de l'œil qui regarde de loin, a. c. la distance entre l'œil et le tableau sur lequel le champ du regard est projeté. En bas le champ de chaque œil est limité du côté interne par la saillie du nez b. b ; la partie ombrée indique la portion du nez que chaque œil peut encore fixer ; cependant cette région inférieure du champ en partie couverte par les images doubles du nez n'est presque pas utilisable, de sorte que la limite du champ de regard des lignes visuelles parallèles se trouve entre b. b. de la figure, et circonscrit ainsi un champ à peu près circulaire.— Hering (Binocul. Sehen, 1868) a trouvé pour ses yeux la forme du champ du regard indiquée dans la figure 3, en ligne ponctuée pour l'œil droit et en ligne tirée pour l'œil gauche, a b étant la distance entre les yeux et le tableau. Si, pour une distance très éloignée, les deux points l et r se réunissent dans un seul point (m de la figure 4), on

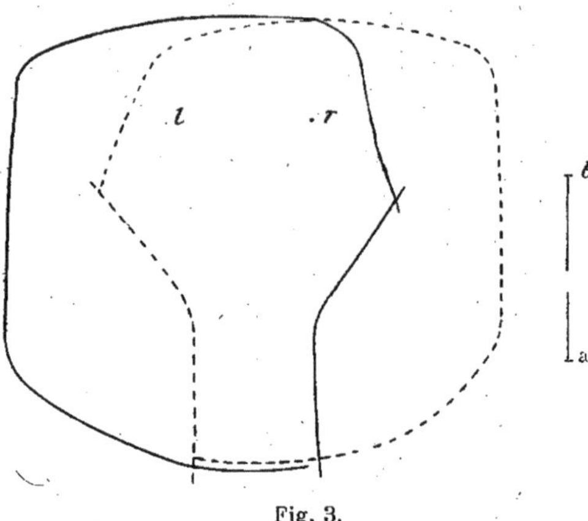

Fig. 3.

obtient une figure du champ du regard binoculaire analogue à celle de Helmholtz. Mais le champ du regard binoculaire réellement utilisé est beaucoup plus petit, à peu près de l'é-

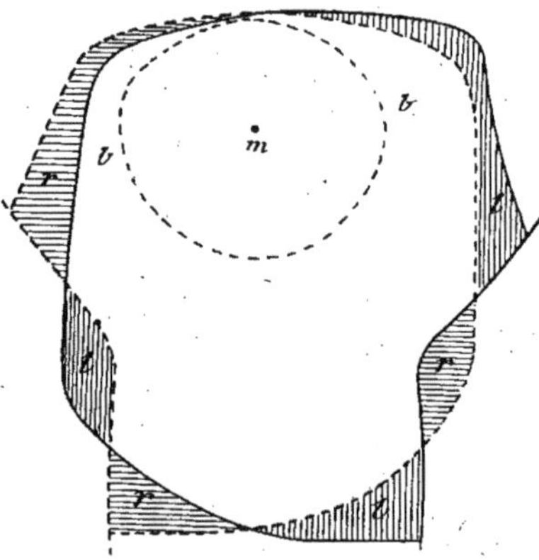

Fig. 4.

tendue de la ligne ponctuée b, c'est-à-dire circulaire ; l'abaissement du regard étant accompagné de convergence des yeux et le groupe des abducteurs étant peu efficace dans l'action commune des deux yeux en bas.

Avant de terminer ces quelques remarques générales sur la forme et l'étendue du champ visuel binoculaire, il n'est peut-être pas inutile de rappeler les rapports des différentes parties des champs visuels (monoculaire et binoculaire) avec la rétine et les voies nerveuses jusqu'aux centres optiques, en prenant pour base l'entrecroisement partiel des fibres dans le chiasma. La figure 5 représente cette semi-décussation et la

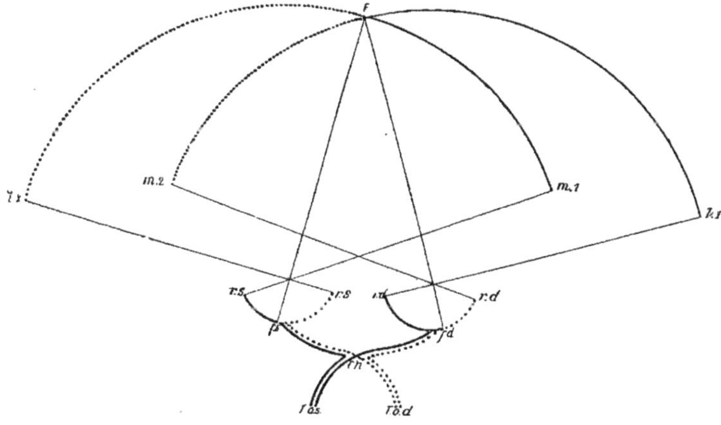

Fig. 5.

portion de la rétine ainsi que du champ visuel qui appartient à chaque bandelette optique. — Tos est la bandelette optique gauche qui se divise en deux dans le chiasma, Ch, et se rend aux moitiés gauches des deux rétines rs et rd dans l'étendue des lignes tirées. A ces deux moitiés gauches des rétines correspondent les deux moitiés des champs visuels, représentées par des lignes tirées : la plus courte Fm1 à la petite moitié temporale de la rétine de l'œil gauche, la plus longue Fl1 à la grande moitié nasale de la rétine de l'œil droit.

De la même façon la bandelette optique droite Tod est indiquée par des lignes ponctuées ainsi que les parties des rétines et des champs visuels qui lui appartiennent. La ligne courbe 12Fm1 représente la section horizontale du champ visuel gauche ; la ligne 11Fm2, celle du champ visuel droit. F est le point de fixation des deux yeux, le point d'entrecroisement des lignes visuelles Ffs et Ffd, et aussi le point d'intersection des champs visuels des deux yeux.

Il est facile de voir que ce sont les deux fascicules croisés des nerfs optiques qui innervent les grandes moitiés médianes des deux rétines, et déterminent à eux seuls l'étendue totale du champ visuel binoculaire qui ne serait en rien amoindrie lors même que les deux moitiés temporales seraient hors de fonction. On peut mettre en rapport avec ce fait l'observation de Gudden que chez les animaux, le fascicule croisé est de beaucoup le plus gros.

Foerster, à qui nous empruntons cet exposé, fait encore remarquer que si on prolonge le plan médian du corps humain à travers le point de fixation binoculaire, tout ce qui est situé (pour chaque œil ou pour les deux yeux) à droite du point de fixation est vu par la bandelette optique gauche, tout ce qui est situé à gauche de ce point est vu par la bandelette optique droite. Au point de vue fonctionnel l'acte de la vision obéirait donc (malgré la semi-décussation) à la loi physiologique du croisement complet à laquelle tous les autres nerfs sont soumis. On n'a qu'à jeter un coup d'œil sur la figure 5 pour s'en convaincre.

LA VISION BINOCULAIRE.

Pour apprécier la vision binoculaire, ses particularités et ses avantages, il est nécessaire d'avoir présents à l'esprit les résultats visuels qui peuvent être obtenus à l'aide d'un seul œil. Nous commencerons donc cette étude par un exposé succinct de la vision monoculaire.

La vision monoculaire.

Toutes les fois qu'un point du monde qui nous entoure attire notre attention et que nous désirons le voir nettement, nous tournons l'œil de façon que l'image de ce point puisse se former sur la partie la plus sensible de la rétine, c'est-à-dire sur le centre de la fovea. En même temps notre rétine reçoit les images de tous les autres points ou objets qui remplissent l'espace devant nous, dans toute l'étendue où les rayons lumineux provenant de ces points ou objets peuvent l'atteindre. Ainsi, sans se déplacer, l'œil reconnaît la distribution des points dans son champ de vision ; la perception apprend dans quel ordre les points s'y succèdent soit par une connaissance innée de la distribution des points rétiniens sur la rétine, soit par une connaissance acquise à l'aide des mouvements de l'œil. En effet, quand après avoir perçu un point quelconque dans la vision indirecte et en avoir obtenu, par conséquent, sur une partie latérale de la rétine une certaine impression nous dirigeons ensuite le regard vers ce point, nous obtenons une seconde impression du même point sur le centre de la rétine. Nous apprenons ainsi peu à peu par l'expérience, non seulement à quelle sensation centrale chaque impression périphérique équivaut en qualité et en grandeur, mais encore la position de l'objet vu d'abord indirectement puis directement par rapport à l'objet qu'on avait vu directement avant le mouvement. De plus, ces mouvements nous ont aussi renseigné, par les rapports de grandeur des lignes et des angles parcourus, sur la distance qui sépare les points les uns des autres.

De même, pour apprécier la position absolue des objets dans le champ de vision, nous nous servons des renseignements fournis par l'action des muscles nécessaires pour les directions successives de la ligne du regard. Il est à remarquer ici que nous n'apprécions la direction de la ligne visuelle que par l'effort de volonté à l'aide duquel nous cherchons à changer la position de l'œil.(Son déplacement mécanique,par exemple par une traction momentanée,produit bien aussi un déplacement de la ligne visuelle; mais nous jugeons la position des objets comme si la direction de cette ligne n'avait subi aucun changement.) La perception du changement de position des objets dans le champ visuel est, par conséquent, un effet de l'impulsion volontaire qui déplace l'œil lorsque le regard suit ce changement, et ces changements nous servent continuellement pour vérifier l'exactitude de la relation entre l'impulsion de notre volonté et ses effets. Car même l'œil formé d'un adulte a besoin de contrôler constamment la force d'innervation nécessaire pour déterminer la position et pour réaliser les mouvements de l'œil, en observant les résultats sur les images visuelles, afin d'apprécier exactement la position de la ligne visuelle et celle des objets regardés.

Ceci est tellement vrai que lorsque nous plaçons un prisme devant l'œil de façon que les objets du champ visuel paraissent tous placés vers la gauche, le doigt qui essaie de toucher un objet passe d'abord toujours à gauche ; mais bientôt l'expérience modifiant notre jugement, on l'atteint exactement. Lorsqu'on retire alors le prisme, on trouve que le doigt passe à droite jusqu'à ce que l'erreur répétée ait rectifié l'appréciation de la position occupée par l'œil. La façon impérieuse dont l'expérience domine notre jugement des rapports du champ de vision avec les mouvements oculaires, se montre chez les personnes affectées de nystagmus qui ne voient pas les objets fixés se mouvoir malgré la persistance de l'oscillation de leur regard.

C'est encore par le mouvement que l'œil fournit au sensorium des renseignements utiles pour juger la grandeur et la distance des objets. L'angle visuel, c'est-à-dire l'étendue que chaque image occupe sur la rétine et le nombre d'éléments sensibles touchés par l'image, donne, il est vrai, une première indication relative de la grandeur en rapport avec la distance connue par l'expérience ou *vice versa*. Nous promenons, en outre, la ligne du regard sur chaque objet, d'un de ses points extrêmes à l'autre, dans tous les sens, et l'étendue de ces mouvements nous renseigne de la même façon que celle indiquée ci-dessus pour apprécier les distances qui séparent un point de l'autre dans l'étendue du champ visuel.

Pour comparer avec quelque exactitude deux grandeurs dans le champ visuel — lignes, angles ou surfaces — nous portons alternativement et à plusieurs reprises le regard sur le milieu des deux grandeurs et sur leurs points extrêmes, afin de déterminer si nous obtenons exactement la même sensation dans les deux cas, c'est-à-dire si les mêmes points rétiniens sont atteints sur la même étendue par les deux images. « La rétine, dit Aubert, est comme un compas dont nous plaçons successivement les pointes aux extrémités de plusieurs lignes pour voir si elles sont ou non de même longueur ».

Cette appréciation arrive par l'exercice à une exactitude extraordinaire dans laquelle la mémoire ou le don de représentation joue un rôle prépondérant, lorsque par exemple nous prenons une mesure avec l'œil, en comparant la longueur et la largeur d'une étendue avec une grandeur que nous n'avons même pas devant l'œil, telle qu'un mètre et ses divisions. De même, la grandeur connue par l'expérience des objets les plus usuels, la taille de l'homme et des animaux domestiques etc. nous sert d'une part de point de comparaison pour juger la grandeur d'autres objets vus à la même distance, et nous permet d'autre part de juger la distance à laquelle ils se trouvent de l'œil par les différentes grandeurs de l'image rétinienne ; car il est connu que le même objet vu à des distances différentes donne des images rétiniennes de différentes grandeurs et se présentant sous des angles visuels différents. Cette relation entre la distance et la grandeur ne peut devenir familière que par une longue expérience et on sait que les enfants commettent sous ce rapport des erreurs grossières. Mais le jugement le plus expérimenté même est sujet à des erreurs dans l'appréciation de la grandeur par le contraste : lorsque nous voyons des objets de grandeur connue et qu'un objet de même espèce beaucoup plus grand paraît à côté, les autres nous paraissent beaucoup plus petits qu'avant l'apparition du très grand objet. D'autre part, lorsque nous possédons des notions déterminées de la grandeur d'un objet, nous les conservons invariables malgré les grandeurs bien différentes de nos images rétiniennes. Foerster, je crois, fait remarquer que lorsque nous voyons dans une salle une centaine de personnes assises devant nous à des distances très différentes, il ne nous vient pas à l'idée que les angles visuels pour les têtes les plus reculées sont peut-être cent fois plus petits que ceux pour les têtes les plus rapprochées ; et si nous projetons à l'aide d'une lentille convexe une image de cet auditoire sur un verre dépoli, il nous est assez difficile de nous reconnaître dans cette image qui est cependant tout à fait pareille à l'image sur notre rétine.

Pour l'appréciation de la distance, le pouvoir accommodatif de l'œil nous renseigne, lorsque les objets ne sont pas trop éloignés, sinon sur leur distance absolue dans l'espace, du moins sur leur position relative en nous permettant de distinguer le plus rapproché du plus éloigné. Cependant ces renseignements qui reposent sur la sensation de l'innervation ou de l'effort musculaire dont s'accompagnent les changements de l'adaptation de l'œil à différentes distances, ne peuvent être obtenus, nous venons de le dire, que pour des objets rapprochés, et sont chez la plupart des gens assez imparfaits. Même les personnes exercées par l'étude de ces sensations sont facilement induites en erreur par ces renseignements lorsqu'une faiblesse momentanée de l'accommodation, en les obligeant à des efforts exagérés, leur fait croire les objets dont ils connaissent la grandeur par expérience, plus rapprochés et plus petits ; comme, au contraire, l'apparente petitesse des objets connus les place pour le jugement à une plus grande distance.

Lorsque nous regardons d'un seul œil, et sans déplacer la tête, des objets assez éloignés pour que l'accommodation ne puisse être utilisée, notre jugement sur leur distance absolue se sert de celle de tous ceux que nous voyons sur la ligne de visée, de la connaissance préalable de leur grandeur et de celle des objets qui les entourent, enfin de la perspective aérienne, c'est-à-dire de l'obscurcissement et du changement de couleur que les images d'objets éloignés subissent par le fait de la transparence incomplète des couches d'air qui séparent ces objets de l'observateur. Pour l'appréciation des distances qui séparent les objets les uns des autres, il faut ajouter l'importance de la connaissance de leur forme, surtout dans les cas où ils se recouvrent partiellement, car nous en concluons que l'un est en avant de l'autre, la perspective linéaire, c'est-à-dire un certain groupement des linéaments qui se dessinent sur la rétine à l'aspect d'objets situés à distance différente, les différences d'éclairage et de coloration, enfin les ombres portées, parce que l'expérience nous a appris l'existence d'un rapport géométrique déterminé entre le corps qui projette l'ombre et la surface qui le reçoit.

Un autre élément pour juger la distance relative des objets nous est donné, quand nous marchons, par le mouvement apparent de ces objets, par la direction et la vitesse de ce mouvement. En effet, lorsque nous marchons, les objets qui sont immobiles le long de notre chemin restent en arrière et paraissent se déplacer en direction opposée à celle de notre mouvement, vite pour les objets rapprochés et de plus en plus lentement à mesure que les objets sont plus éloignés. Ainsi les plus éloignés paraissent se déplacer, par rapport aux autres, dans le même sens que nous-même, et un observateur attentif se rend bien vite compte qu'il peut tirer des conclusions certaines relativement à la distance réelle de ces objets par les particularités de leur mouvement apparent qui viennent d'être signalées.

Il est intéressant de rappeler que ce mouvement si caractéristique pour la nature fait, bien entendu, défaut à tout paysage peint, tableau et décor de théâtres, aussi parfaits qu'ils soient. Lorsque nous marchons devant un tableau, ses différentes parties conservent la même position les unes par rapport aux autres ; celles qui représentent des objets éloignés ne se déplacent pas autrement par rapport à l'observateur que les parties du tableau qui répondent à des objets rapprochés. Aussi, pour que l'illusion d'une peinture, tableau ou décor de théâtres soit aussi complète que possible, il faut que l'observateur ne se déplace pas. En marchant devant le tableau, il se rendrait vite compte que ses différentes parties conservent toujours la même position.

La vision binoculaire.

Lorsque nous nous servons des deux yeux et qu'un point lumineux apparaît dans notre champ visuel et attire notre attention, nous y dirigeons immédiatement le regard de façon que les axes optiques de nos deux yeux s'entrecroisent en ce point,de façon que l'image du point se fasse dans chaque œil sur l'endroit de la vision la plus distincte ; en outre nous accommodons nos yeux pour le point que nous regardons. L'accommodation fait que nous voyons le point sans cercles d'irradiation, le siège de son image sur la fovea est la condition de la vision la plus distincte,enfin l'entrecroisement des lignes visuelles optiques sur un même point est la condition de la vision simple avec les deux yeux.

Cette vision normale avec les deux yeux réalise sur la vision monoculaire des avantages considérables. Elle gouverne souverainement les mouvements de nos yeux dont l'harmonie complète n'est assurée que par cette direction ; elle procure une étendue bien plus considérable du champ de regard dans lequel la vision peut s'exercer ; enfin, elle fournit les éléments essentiels à la perception immédiate et précise de la dimension de profondeur, à la vision corporelle.

Son influence sur les mouvements des deux yeux résulte de la nécessité absolue de diriger ces mouvements de façon que les deux lignes du regard s'entrecroisent toujours dans le même point, afin que le même point puisse toujours former son image sur le centre des deux foveas, condition essentielle de la vision binoculaire normale.

Le fait de voir simple avec les deux yeux lorsque les images se forment sur les points de la vision la plus distincte (points identiques des deux rétines) repose sur une faculté innée,ou résulte de l'expérience acquise de bonne heure que ces deux images ne se rapportent toujours qu'à un seul et unique objet. Il en est de même pour tous les points rétiniens dont les images sont projetées, comme celles des foveas, sur un point unique de l'espace et qui sont appelés points identiques, tandis que les autres points, appelés disparates, occasionnent la diplopie. Mais ces images doubles, constantes, par exemple, pour tous les objets situés en avant ou en arrière du point fixé avec les deux yeux, passent inaperçues et ne s'imposent à notre attention que lorsqu'elles proviennent de l'objet que nous regardons. C'est seulement la vue double de cet objet qui est une gêne extrême, et c'est pour l'éviter que nous cherchons à diriger nos yeux toujours de façon que les deux lignes visuelles s'entrecroisent au point regardé. Si cette dernière condition n'est pas remplie, si l'image d'un point tombe dans un œil sur le centre de la fovea, dans l'autre sur un point autre que le centre de la fovea, il en résulte la diplopie binoculaire. Les particularités de cette diplopie dépendent du siège de l'image par rapport à la fovea, du côté temporal (diplopie croisée) ou nasal (diplopie homonyme), en dessus ou en dessous de la fovea (diplopies superposées).

Aussi nous constatons une dépendance absolue des deux yeux l'un vis-à-vis de l'autre dans leurs mouvements et une harmonie constante de leurs associations, jusque dans les plus petits détails. Dans l'élévation comme dans l'abaissement du regard, les angles de déplacement sont toujours les mêmes pour les deux yeux, que le mouvement ait lieu les lignes du regard étant en parallélisme ou en convergence. Les choses se passent ainsi soit que nous nous servions des deux yeux, soit que nous couvrions l'un des deux, que nous employions toute l'énergie de notre volonté pour élever ou abaisser un œil seulement ou que nous fassions les mouvements à l'état d'inconscience, car même pendant le sommeil naturel, ou provoqué par le chloroforme, ainsi que chez les personnes évanouies, les yeux se présentent toujours au même niveau.

La même association précise des deux yeux se trouve aussi dans les mouvements latéraux et dans les mouvements de convergence, ainsi que dans leurs combinaisons avec l'élévation ou l'abaissement du regard.

Nous mentionnerons seulement, sans nous en occuper, des mouvements insolites tels que la divergence notable des yeux, le déplacement d'un œil en haut ou en bas, des rotations du globe oculaire etc. que quelques physiologistes par des exercices prolongés ont pu obtenir de leurs yeux ; la grande difficulté d'y arriver démontre en même temps la solidité de l'association des deux yeux à l'état normal.

Hering considère les deux yeux, non seulement par rapport à la direction des projections mais aussi dans leurs mouvements, comme un œil cyclopéen, qu'il compare à un attelage double dirigé à l'aide de guides simples et que la volonté meut comme s'il n'y avait qu'un seul organe. Cette harmonie des mouvements oculaires établie pour les buts de la vision avec une régularité et précision vraiment merveilleuses est en rapports intimes avec les mouvements de la tête qui ont une grande importance pour l'orientation, car ils se font d'après le même principe que ceux de l'œil et, pour les rotations, sont bien plus dans la dépendance de notre volonté. Sans mouvoir les yeux, nous pouvons produire, par des mouvements de tête, l'abaissement et le relèvement des lignes du regard, leur déplacement à droite ou à gauche, et dans la vie ordinaire nous combinons de la façon la plus commode ces mouvements de la tête et des yeux. Cette combinaison ne serait pas possible sans trouble notable de notre faculté d'orientation si les deux yeux n'avaient pas des mouvements absolument parallèles, si, par hasard, chaque œil avait un mouvement indépendant comme chez certains animaux (caméléon).

La combinaison des mouvements de la tête avec ceux des yeux a le double avantage d'éviter les contractions extrêmes des muscles oculaires, toujours un peu pénibles à exécuter et à maintenir surtout avec les deux yeux, et de rendre inutiles les rotations des yeux autour de la ligne du regard (torsions). En général nous employons les mouvements de la tête pour remplacer ceux des yeux que nous connaissons, par expérience, comme moins appropriés pour fournir des appréciations exactes.

Il ne faut pas oublier que, d'une part, nos mouvements sont basés sur le principe du moindre effort compatible avec l'exercice le plus avantageux de la vision (Fick, 1854), et surtout qu'ils ont pour but principal de conserver toujours aux yeux, quelle que soit leur direction, une orientation commune dans le champ de vision (Meissner, 1854), ce que Helmholtz a indiqué par le principe de l'orientation la plus facile (Arch. f. Ophtalm., 1863). Ainsi, quelle que soit la possibilité d'exécuter avec nos yeux toutes sortes de mouvements (étudiés surtout par les physiologistes), nous n'avons cependant appris à exécuter en réalité que les mouvements nécessaires aux buts de la vision normale, et notre volonté ne s'applique qu'à atteindre dans l'usage de nos yeux un résultat nettement déterminé qui consiste à voir successivement et distinctement les différents points du champ visuel avec les deux yeux, en un mot de reconnaître les objets du monde extérieur avec le plus de précision et de certitude possible.

Quant à l'étendue du champ de vision, il s'élargit notablement dans le sens horizontal par l'emploi des deux yeux, comparé à la vision monoculaire ; il est à peine nécessaire d'insister sur l'importance capitale des sensations rétiniennes excentriques par rapport à notre orientation. En effet, c'est par l'apparition d'un objet dans la partie périphérique du champ de vision que l'attention est éveillée et nous engage à diriger le regard, à l'aide des mouvements de l'œil et de la tête, vers cet objet pour le reconnaître dans sa forme et sa position exactes. Ce premier avertissement est déjà une garantie de sécurité pendant l'immobilité du corps et devient une condition bien plus importante encore de la sécurité et de la facilité de nos mouvements lorsque nous marchons. En traitant de la perte de la vision binoculaire, nous aurons à démontrer le dommage réel que nous subissons par suite du rétrécissement du champ de vision qui résulte de cette perte.

Il reste à exposer avec quelques détails les moyens à l'aide desquels, la vision binoculaire réalise la plus importante de ses fonctions, la perception de la 3e dimension, la dimension de profondeur, l'appréciation et la mensuration du relief, la vision corporelle.

Il a été indiqué plus haut comment un seul œil fournit les renseignements nécessaires sur l'existence des points ou objets qui remplissent son champ visuel et sur leur distribution ; mais tous ces points et tous ces objets paraissent rangés, aussi longtemps que l'œil et la tête sont tenus immobiles, comme sur une surface plane et ne présentent de différence que dans deux dimensions. L'aspect du ciel étoilé ou couvert de petits nuages en fournit le meilleur exemple ; on s'aperçoit facilement que pour des distances très grandes, lorsqu'on regarde le ciel ou un autre ensemble d'objets très éloignés, il est indifférent d'ouvrir les deux yeux ou un seul, car ni d'une façon ni de l'autre nous ne pouvons juger de la distance de profondeur. L'usage du second œil ne nous donne un nouvel élément de sensation utilisable que lorsque sa ligne de visée coupe celle du premier à une distance déterminée. L'angle de convergence formé alors par les deux lignes de regard détermine la distance où nous projetons le point regardé avec nos deux yeux.

Bien qu'il nous soit impossible de savoir par quelle voie nous obtenons chaque fois la connaissance exacte de cette convergence — les hypothèses de la conscience musculaire, du sentiment de l'innervation,du mouvementou de la distance déplacent la difficulté sans la résoudre — il n'est pas moins vrai que c'est par les mouvements de convergence nécessaires pour des points situés à des distances différentes que nous reconnaissons si un point est situé en avant ou en arrière d'un autre et quelle est la distance qui les sépare. C'est donc le mouvement de convergence qui fournit un élément précieux à notre jugement sur la dimension de profondeur de points situés dans des plans différents et appartenant soit à des objets différents, soit au même objet (vision corporelle).

A cet élément s'ajoutent tous les moyens d'appréciation déjà signalés que la vision monoculaire possède pour juger la distance en profondeur qui sépare les objets, tels que l'accommodation, la connaissance préalable de leur grandeur et de leur forme, l'éclairage, les ombres portées, etc., en nous rappelant que les renseignements ainsi fournis à notre jugement se renforcent dans la vision binoculaire par la coopération des deux yeux aux sensations et impressions transmises au sensorium.

Mais le moyen le plus important et le plus exact de tous ceux qui peuvent nous procurer la notion de la dimension de profondeur et la vision corporelle, repose sur la comparaison des images perspectives que présente un objet lorsqu'on le regarde sous des points de vue différents. C'est ce qui arrive pour nos yeux qui n'occupent pas la même position dans l'espace et regardent, par suite, les objets sous des points de vue un peu différents, de sorte que les deux images rétiniennes sont légèrement différentes l'une de l'autre ; naturellement l'image que chaque œil projette diffère aussi légèrement de celle projetée par l'autre.

Wheatstone qui, en examinant les conditions de la notion corporelle pendant la vision binoculaire, a découvert cette cause importante, en a tiré une conclusion fort ingénieuse : si la vision corporelle, dit-il, provient de ce qu'un corps dessine dans l'un et l'autre œil deux images rétiniennes différentes, il est certain que deux projections de cet objet sur une surface plane et correspondant exactement à la forme des images rétiniennes, que l'on présentera à l'un et à l'autre œil de façon à en rendre la fusion possible, doivent produire l'impression corporelle de l'objet.

Cette expérience a été réalisée, comme on sait, à l'aide du stéréoscope. Cependant il est possible d'y arriver aussi sans cet instrument, surtout pour les myopes, avec quelque exercice, en plaçant les deux images côte à côte de telle sorte qu'elles se trouvent à peu près à la même distance que celle des deux pupilles de l'observateur. Si celui-ci dispose alors ses lignes visuelles en parallélisme, il voit les deux images se confondre, occuper une même position et l'illusion du relief se produit. De chaque côté de cette image vue simultanément avec les deux yeux, on voit encore une image qui n'est vue qu'avec un œil (celle de droite par l'œil gauche et inversement) et, par conséquent, ne présente pas de relief. Ceux qui sont gênés par ces images accessoires, peuvent les supprimer facilement en mettant verticalement entre leurs deux yeux un morceau de carton noir.

A cause de la très grande utilité de pouvoir se procurer sans instrument l'apparence en relief d'images stéréoscopiques et fusionner les images stéréoscopiques utilement sans stéréoscope, Helmholtz indique encore un autre moyen : au lieu de diriger les lignes visuelles à peu près parallèlement, on peut encore les faire converger sur un point plus rapproché que les dessins et amener les deux images stéréoscopiques à coïncider en tournant l'œil droit vers l'image gauche et inversement. Les lignes du regard s'entrecroisent alors entre ces images et l'observateur ; la position est la même que si l'on fixait le point d'intersection et c'est aussi là qu'apparaît l'image stéréoscopique qui est par conséquent plus rapproché des yeux que le dessin. Dans cette expérience il faut placer à gauche l'image destinée à l'œil droit et réciproquement ; sinon on obtiendrait un relief renversé (creusé).

La comparaison de ces images, telle qu'elle se manifeste par la perception de la troisième dimension, est d'une netteté extraordinaire, et permet de constater des différences d'une finesse qui serait imperceptible dans la vision ordinaire sans le secours d'instruments de précision. Pour en donner une idée, nous n'avons qu'à rappeler les exemples cités par Dove (Optische Studien, Berlin, 1859, p. 26-36) et Helmholtz (Opt. phys., p. 815). Deux médailles frappées au même coin, l'une d'argent, l'autre de bronze, donnent à la vision stéréoscopique une image qui paraît bombée au lieu d'être plane, à cause de différences excessivement faibles qui résultent de la dilatation tant soit peu différente des deux métaux après le coup du balancier. — Deux éditions différentes du même texte, composé avec les mêmes caractères, se distinguent aisément parce qu'il est impossible en typographie d'éviter une certaine inégalité dans les espacements des caractères lorsqu'on compose deux fois la même phrase. En plaçant sous le stéréoscope les deux épreuves, on voit certains mots ou certaines lettres se placer en avant et en arrière des autres. — On reconnaît de la même façon, des billets de banque faux, car il est impossible au contrefacteur de faire les intervalles des lettres tellement égaux à ceux de l'original qu'on ne voie pas quelques-unes d'entre elles avancer ou reculer quand on combine dans le stéréoscope un billet vrai avec un billet faux.

Si donc, comme nous venons de voir, c'est par la convergence et par la combinaison d'images différentes fournies par les deux yeux que nous arrivons à l'appréciation des différences de distances que présentent les différents points d'un même objet — appréciation qui détermine la perception de la troisième dimension des objets, la notion et la mesure du relief — ce n'est, cependant, qu'à condition de promener les lignes du regard sans cesse sur les différents points et contours de ces objets de façon à recevoir successivement sur les centres identiques des foveas, les images de tous ces points. Ce déplacement constant du regard donne à la notion de profondeur, comme Brücke l'a démontré (Ueber die stereoscopischen Erscheinungen in J. Müllers Archiv für Anat. und Physiol., 1841, p. 459), toute la finesse et l'exactitude avec laquelle la vision ordinaire et naturelle distingue et mesure les plus petites différences de niveau et de relief des objets.

Pour donner une idée de la finesse de cette mesure, nous citerons l'expérience de Helmholtz (Opt. phys., p. 817) qui, à 34 centimètres de distance, pouvait distinguer avec ses deux yeux des différences de profondeur de 1/4 de millimètre. Greeff (Zeitschr. f. Psych. und Phys. der Sinnesorgane, 1891, Bd III, p. 39) se servant de l'expérience de Hering à l'aide de billes qui tombent en avant ou en arrière d'un point fixé avec les deux yeux, a trouvé que le rapport de la différence de profondeur à la distance est approximativement de 100 : 2. En mettant la distance pupillaire à 70 millimètres, il calcule que pour une perception exacte de la profondeur, les images rétiniennes doivent être éloignées dans chaque œil de 2 à 3 millimètres du centre de la fovea, et il fait remarquer avec raison que si cette distance est variable avec les individus, c'est que l'exercice du jugement de la 3e dimension pour les objets qui nous entourent, doit produire une finesse de sensation et de perception de plus en plus grande.

Il en est de même pour les animaux qui démontrent par leur adresse et par la sûreté absolue avec laquelle ils savent éviter ou sauter des obstacles pendant la course la plus rapide, tels que les chevaux, les cerfs, les chamois, etc., ou pendant leur vol rapide comme les oiseaux en forêt, qu'ils possèdent au plus haut degré la taxation des distances. La preuve que cette qualité est liée à la vision binoculaire a été fournie par des expériences faites par Berlin (Ueber Schætzung der Entfernungen bei Thieren, in Zeitschr. f. vergl. Augenheilk. VII, 1, 1891). La première série des animaux cités est favorisée par les dimensions du globe oculaire qui procure par exemple au cheval des images rétiniennes 3 à 4 fois plus grandes que celles de l'homme, par la grandeur de la pupille qui augmente l'éclairage du fond de l'œil surtout au demi-jour, et surtout par l'écartement de leurs yeux (3 fois plus grand chez le cheval (19 cm. 6) que chez l'homme (6 cm.) qui augmente considérablement la grandeur des angles que leurs lignes de regard doivent parcourir pour passer d'un point rapproché à un point plus éloigné. Il en résulte que l'animal perçoit déjà des différences de profondeur à des distances où l'homme ne les voit pas et peut se former une notion des obstacles qui s'opposent à sa locomotion ; et ceci est d'autant plus important que la rapidité de cette locomotion est plus grande. Chez les oiseaux, ce n'est pas par la grande distance de leurs yeux qui exigerait une largeur du crâne peu favorable à leur vol, mais par les particularités de leur appareil d'accommodation que l'on explique la taxation rapide et sûre des distances dont ils font preuve pendant leur locomotion extraordinairement rapide. Ceux que ces questions intéressent trouveront les détails de ces études dans le travail cité de Berlin.

Bien que les mouvements de nos deux yeux destinés à sonder les contours et les points les plus importants de l'objet que nous désirons reconnaître, jouent un rôle capital dans la vision corporelle, il est certain aussi que la dimension de profondeur peut être reconnue avec exactitude, même à l'exclusion de tous les mouvements oculaires. Les expériences de Dove et de Hering qui consistent, la première à faire sauter une étincelle électrique, l'autre à faire tomber des billes en avant et en arrière d'un point fixé, le démontrent à l'évidence. Elles s'expliqueraient, d'après Aubert, par la connaissance acquise des images doubles, synonymes ou croisées suivant que les billes tombent en arrière ou en avant du point fixé, fournies par un objet dont l'image se dessine sur des points non identiques des deux rétines.

LA PERTE DE LA VISION BINOCULAIRE

La perte de la vision binoculaire normale peut se manifester par l'apparition de la diplopie (1) ; celle-ci disparaît lorsqu'on fait fermer alternativement l'un et l'autre des yeux et se différencie ainsi de la diplopie monoculaire. Dans les autres cas, pour se rendre compte de l'existence ou de l'absence de la vision binoculaire, on se sert de différents moyens dont nous examinons les plus usités. Le plus simple consiste, après avoir déterminé la vision de chaque œil, à rechercher l'état

(1) Qu'il me soit permis à ce sujet de faire une remarque. La coutume s'est établie de réserver le terme de vision binoculaire aux cas où celle-ci s'exerce d'une façon normale ; il n'est cependant pas inutile de rappeler que lorsqu'elle est le résultat de l'emploi des deux yeux, la diplopie, que l'on oppose généralement à la vision binoculaire, est un indice précieux de l'existence de la vision simultanée avec les deux yeux. Il serait donc plus exact de parler de vision binoculaire normale en opposition avec la diplopie binoculaire.

de la fixation binoculaire dont l'accomplissement normal est la condition essentielle de la vision binoculaire. Dans ce but, on engage le malade à regarder fixement un point et on place un écran d'abord devant un œil, puis devant l'autre. L'immobilité du globe de l'œil derrière l'écran ou au moment où on l'enlève, indique une bonne fixation binoculaire, mais ne nous renseigne pas encore sur la vision simultanée des deux yeux. Celle-ci est démontrée lorsqu'un prisme placé devant un œil avec son arête horizontale en haut ou en bas produit deux images superposées du point fixé, ou lorsque ce même prisme placé avec son arête verticale soit du côté du nez soit du côté de la tempe produit deux images placées l'une à côté de l'autre qui, si le prisme n'est pas trop fort, se fusionnent en une seule. L'observateur peut alors constater un mouvement de convergence ou de divergence pendant la fusion des deux images et le retour de l'œil dans sa position normale lorsque le prisme est enlevé. — Un autre moyen consiste à mettre devant les yeux des verres l'un rouge et l'autre bleu pour lire des lettres rouges et bleues ; si toutes les lettres sont vues immédiatement la vision est binoculaire (Javal, 1880). — On peut aussi faire lire le sujet à examiner en interposant entre ses yeux et la page imprimée un crayon, un coupe-papier ou un objet analogue perpendiculairement à la direction des lignes. Cet objet ne cache aucune lettre de la page si la lecture est bien binoculaire, mais il faut bien veiller que la tête ou le crayon restent immobiles pendant cette expérience indiquée par Cuignet pour démasquer la simulation de l'amaurose d'un œil. M. Javal a proposé encore toute une série de *tests* extrêmement ingénieux pour déterminer l'existence de la vision simultanée avec les deux yeux dont on trouvera les plus nouveaux dans une communication faite à ce congrès en 1891 et l'exposé complet dans son Manuel du strabisme, p. 49.

Pour s'assurer si la vision binoculaire donne bien la notion corporelle et le sentiment du relief, il faut se servir du stéréoscope dont le plus usité pour l'usage clinique est celui de Holmes. On peut constater à l'aide de cet instrument : 1° si les deux yeux voient en même temps ou alternativement les deux images stéréoscopiques, c'est-à-dire s'il y a ou s'il n'y a pas de diplopie stéréoscopique; 2° si les deux yeux arrivent à combiner et à fusionner les deux images; 3° s'il y a une sensation de relief, une vision corporelle parfaite. Pour ces recherches on place dans le porte-objet des cartons dont les images, commençant par de simples lignes pour arriver aux figures les plus compliquées, servent à nous renseigner sur l'existence et le degré de perfection de la vision binoculaire examinée. Il en existe, pour notre usage clinique, de Green, de Kroll et la série complète due aux efforts ingénieux de M. Javal qui a été présentée par lui à notre congrès de 1894. Le plus utile, au dire de M. Javal (Manuel du strabisme, p. 51), pour le but qui nous occupe dans ce moment, consiste à placer dans un stéréoscope à la distance où l'on met habituellement les photographies, deux pivots verticaux sur lesquels on peut disposer deux objets parfaitement identiques, par exemple deux petites boules sur lesquelles on a tracé des cercles. En faisant incliner ces boules en dedans ou en dehors on obtient la sensation du relief vrai ou de la pseudoscopie c'est-à-dire du relief creusé. M. Parinaud a utilisé le même principe pour des dessins stéréoscopiques destinés à la recherche de la vision binoculaire. (Bullet. et mémoires de la Soc. franç. d'ophtal., 1894, p. 91.)

Un procédé extrêmement sensible pour juger de l'existence de la vision binoculaire est fourni par l'expérience de Hering: Les yeux placés à l'extrémité d'un tube creux et dirigés sur un point fixe dans ce tube, on laisse tomber des billes tantôt en avant tantôt en arrière du point fixé. Ceux qui jouissent de la vision binoculaire indiquent avec une grande précision où la bille a passé, tandis qu'en fermant un œil ou si la vision binoculaire fait défaut, on peut seulement deviner et on commet, par conséquent, à peu près 50 0/0 d'erreurs. Tout en reconnaissant que cette expérience fournit la preuve la plus démonstrative de l'existence de la notion de la profondeur, je ne peux m'empêcher de constater qu'elle la fournit en dehors des conditions de la vision binoculaire normale dans laquelle, avec la convergence et la différence des deux images rétiniennes, le mouvement des yeux apporte au jugement un nouveau facteur et un contrôle d'importance prépondérante qui fait entièrement défaut dans l'expérience de

Hering. On m'objectera certainement que lorsque, dans un cas donné, la réussite de celle-ci prouve que la vision avec les deux yeux réalise l'observation de la profondeur, ce résultat sera d'autant plus facilement obtenu quand la vision sera encore aidée par les mouvements oculaires. Cependant il n'en est pas ainsi dans tous les cas comme, par exemple, chez un malade de Schweigger qui réussit l'expérience de Hering à la perfection et était incapable d'obtenir la vision plastique dans le stéréoscope (voy. Greeff, dans Zehenders klin. Monatsbl., 1895, p. 452). J'admets que ce malade constitue une exception ; mais en tout cas on devra admettre que la non-réussite de l'expérience de Hering ne conduit pas forcément à la conclusion de la non-existence de la vision binoculaire dans les conditions ordinaires de la vision. C'est qu'il faut avoir toujours présent à notre pensée que la combinaison stéréoscopique ne doit pas être considérée comme un phénomène purement physiologique, mais comme un acte cérébral, psychique, ce que van der Meulen et van Doremal ont déjà fait ressortir (1873, Graefes archiv. f. opht., p. 141), ainsi que Schoen (1878, Graefes arch. f. opht., p. 111) et sur quoi M. Parinaud a de nouveau attiré notre attention, il y a 2 ans ici, dans le mémoire déjà cité.

Cette considération, tout aussi vraie pour l'acte de la vision binoculaire en général, doit nous guider également lorsque nous aurons à comparer celle-ci avec la vision d'un seul œil.

Au point de vue des différences qui existent entre la vision d'un œil et la vision binoculaire, il importe de faire remarquer que les résultats de cette comparaison ne peuvent être les mêmes suivant que l'observation porte sur une personne douée de la vision binoculaire et chez laquelle nous excluons subitement un œil de la vision, ou sur une personne qui n'a toujours possédé ou qui ne possède depuis longtemps qu'un œil. Dans le premier cas nous privons tout d'un coup le sensorium d'une série d'éléments de jugement (convergence et perception des deux images rétiniennes) auxquels il est habitué et dont il ne saurait se passer subitement sans commettre des erreurs ; dans l'autre cas nous avons affaire à un sensorium habitué et exercé de longue date à se servir des moyens qu'un seul œil peut lui fournir, à défaut de son congénère, et arrivé par une expérience continue et prolongée à former et développer son jugement à l'aide de ces moyens.

Quelques exemples serviront à démontrer ces différences dont les physiologistes et les expérimentateurs n'ont peut-être pas toujours tenu suffisamment compte.

Ainsi au sujet de l'éclairement du champ visuel, il est connu que l'exclusion subite d'un œil non seulement produit l'impression d'une diminution de clarté (de 1/13 à 1/15) mais encore des obscurcissements intermittents, passagers, plus considérables dus à l'interposition momentanée du champ visuel obscur (de l'œil couvert) devant l'autre (phénomène de l'antagonisme des champs visuels). Rien de pareil n'existe chez l'individu borgne : son œil unique possède un minimum de perception lumineuse ainsi qu'un minimum de différenciation lumineuse analogues à ceux des deux yeux, et il jouit d'un champ visuel d'une clarté régulière et égale à celui perçu par une personne avec vision binoculaire. De même il perçoit les couleurs dans la vivacité des tons et avec la délicatesse des nuances pareilles aux perceptions des personnes douées de vision binoculaire ; même le phénomène particulier du lustre métallique (Dove), produit dans la vision binoculaire par des différences de clarté de deux images rétiniennes, peut être perçu par un œil seul, comme Helmholtz l'a fait remarquer, lorsque l'éclairage de ces objets ou images varie rapidement. Les éléments qui fournissent le brillant stéréoscopique s'observent alors dans une succession rapide et produisent la même impression que dans la perception simultanée. Ainsi des objets en mouvement, lorsque l'éclairage de leurs diverses parties varie rapidement, paraissent brillants à un seul œil comme aux deux yeux ; par exemple la surface de l'eau en mouvement.

La vision binoculaire ne saurait non plus prétendre à de grands avantages sur la vision d'un œil pour les distances éloignées où il n'y a ni convergence des lignes du regard, ni images sensiblement différentes dans les deux yeux. Les conclusions à tirer, pour ces distances, de la perspective linéaire et aérienne, de la coloration et des ombres portées, des connaissances déjà acquises au sujet de la forme de la grandeur et de la distance des objets, sont aussi bien à la portée d'un seul œil que des deux yeux. D'ailleurs, même pour les distances où la convergence et la vision stéréoscopique jouent un rôle capital pour assurer les notions corporelles, ceux qui ne voient habituellement que d'un seul œil, n'en sont nullement privés, car le mouvement de la convergence peut très bien s'exercer et se produit de fait en rapport avec la distance des objets regardés chez nombre de personnes qui ne voient qu'avec un seul de leurs yeux, et quant à la comparaison des images perspectives elle peut s'obtenir monoculairement en déplaçant la tête d'une quantité égale à la distance qui sépare les deux yeux (à peu près 60 mm.). Par ce mouvement, on se procure deux images différentes, et ces différences sont du même genre et de la même valeur que celles de la vision binoculaire ; seulement, avec les deux yeux les deux sensations sont simultanées, tandis qu'avec un œil qui se déplace, ce sont deux images consécutives que l'on compare, et il est certain qu'une comparaison est bien plus incertaine lorsqu'elle se fait à l'aide de la mémoire que quand elle a pour objet deux sensations simultanées. Pour ce motif l'appréciation des distances et du relief à l'aide des images simultanées des deux yeux sera assurément plus rapide et plus complète, plus sûre et plus exacte que celle qu'on peut obtenir par les mouvements de la tête. Cependant l'exercice constant amène chez les borgnes sous ce rapport une sûreté d'appréciation autrement grande que celle des personnes jouissant habituellement de la vision binoculaire et subitement privées d'un œil. On n'en saurait établir de meilleure preuve que les travaux remarquables exécutés par des ouvriers occupés aux travaux les plus fins, par des artistes, par exemple, des peintres de grand renom, qui les uns et les autres ne voyaient que d'un seul œil.

Enfin, les impressions corporelles des borgnes doivent être au moins aussi bonnes que celles fournies à la vision binoculaire par les dessins et tableaux qui représentent des objets à 3 dimensions, des paysages à perspective profonde, etc. Bien que tout cela soit dessiné sur une surface plane et que nous ne soyons pas en état de profiter réellement de la convergence ou de la vision stéréoscopique, nous recevons cependant l'impression corporelle par un certain groupement des linéaments, par la distribution des intensités lumineuses et des ombres, par la grandeur relative des objets et surtout par notre connaissance antérieure de la forme des objets représentés par le peintre, car dans un grand nombre de cas il suffit de connaître ou de croire connaître la forme de l'objet perçu pour arriver à une interprétation corporelle exacte de son image. La reconnaissance d'un dessin plat comme corps plastique n'est donc pas autre chose qu'une illusion optique et, chose à noter, l'impression est bien plus vive lorsque nous regardons avec un seul œil qu'avec les deux et surtout lorsque, pour éloigner tout ce qui peut éveiller l'idée d'une surface plane ou pour égarer notre jugement sur la distance des images, nous les regardons à travers notre main fermée en tube. Quelle que soit la raison — absence des deux images perspectives différentes habituelles à la vision avec les deux yeux et qu'un tableau ne peut leur fournir, ou variations de la convergence (lorsqu'un œil est fermé) suivant les distances dans lesquelles le tableau représente les objets, ou la perspective qui ne peut être exactement construite que pour un seul œil — il est assurément digne d'être noté qu'un seul œil possède la faculté de produire par l'aspect d'une surface plane une meilleure impression stéréoscopique que les deux yeux ne peuvent le faire, tandis qu'il fournit d'un objet corporel une notion stéréoscopique moins bonne que les deux yeux.

Mais, si la vision avec un œil ne prive pas de la vision corporelle ou de l'appréciation des profondeurs, les personnes qui n'ont jamais vu des deux yeux ou du moins depuis leur jeune âge, la perte de la vision binoculaire a des suites autrement fâcheuses pour ceux qui, pendant toute leur vie, s'en sont servies pour juger du relief et des distances.

Ce jugement leur fera immédiatement défaut et les prive non seulement de bien des jouissances qu'ils devaient jusqu'alors à l'aspect de la nature et aux beaux-arts, mais les expose aussi à des erreurs graves et préjudiciables dans leur travail comme dans les actes les plus simples et les plus fréquents de la vie habituelle. Qu'il s'agisse de voir exactement le bord d'un vase pour y verser un liquide ou le bord d'un trottoir, la hauteur d'une pierre pour placer son pied avec précision, ou enfin pour l'artiste, pour l'ouvrier de reconnaître exactement la place où l'outil, l'instrument doit être mis en action, celui qui a été privé subitement d'un œil n'en sera plus capable. Suivant son âge, suivant la peine qu'il prendra d'exercer sa vision monoculaire, ou plutôt son jugement à se servir des moyens qu'un seul œil peut fournir, il pourra cependant apprendre, après un temps plus ou moins long, à apprécier les distances ainsi que les dimensions de la profondeur. Il va sans dire qu'il ne réalisera jamais ni la combinaison de deux images stéréoscopiques ni l'expérience de Hering, mais on aurait bien tort de croire que tous ceux qui se trouvent dans ce cas ne possèdent ni la notion du relief, ni l'appréciation des distances, ni la vision corporelle.

La perte de la vision binoculaire entraîne encore deux autres inconvénients auxquels aucun exercice ne peut remédier. C'est d'abord la suppression du contrôle qu'elle exerce sur l'harmonie parfaite des mouvements des deux yeux, harmonie qui repose sur la nécessité de diriger ces mouvements de façon que les deux lignes de regard s'entrecroisent toujours dans le même point, afin que le même point puisse toujours former son image au centre des deux foveas. Lorsque, par suite de la perte de la vision binoculaire, cette nécessité n'existe plus, l'œil qui est exclu de la vision pourra porter sa ligne de regard sur tout autre point que celui fixé par l'autre œil, se dévier dans une direction quelconque sans autre obstacle que la force de l'habitude acquise antérieurement. Lors même que celle-ci serait assez puissante pour maintenir le parallélisme des deux yeux et l'harmonie de leurs mouvements, rien ne nous assure de la durée de cet état. Dans le plus grand nombre des cas, l'œil exclu de la vision suivra les tendances d'innervation ou de prédominance musculaire qui le porteront dans un sens ou dans l'autre, car seule la vision binoculaire normale garantit l'équilibre parfait de la position et des mouvements des deux yeux.

En second lieu, la perte de la vision binoculaire, lorsqu'elle est la conséquence de la perte de la vision d'un œil, produit une diminution notable (40°) du champ visuel dans le sens horizontal. Il n'est pas nécessaire d'insister longuement sur l'influence que cette diminution doit exercer sur la facilité de notre orientation et de nos mouvements.

Avec la perte d'un œil, nous cessons de recevoir l'avertissement rétinien de l'apparition ou de la disparition d'objets ou de corps sur le côté privé de vision ; ils peuvent nous atteindre ou nous heurter avant que le sens de la vision nous ait prévenu de leur présence, comme aussi nous pouvons croire à leur présence et diriger nos mouvements d'après cette croyance sans avoir été informé de leur absence par l'œil. Les mouvements de la tête et du corps peuvent, il est vrai, remédier à cet état de choses dans une certaine mesure, mais ils ne le font que très imparfaitement. Pour être efficaces, ils absorbent, en outre, l'attention et la volonté presque constamment, non sans fatigue et en portant préjudice à l'emploi général des mouvements de la tête et du corps ; tandis que les impressions rétiniennes destinées exclusivement à nous avertir de l'état du champ visuel agissent sans intervention de la volonté et provoquent d'une façon inconsciente le jugement et les décisions du sensorium.

Si nous recherchons maintenant les causes qui peuvent porter atteinte à l'exercice normal de la vision binoculaire, nous les trouvons soit dans les altérations des fonctions visuelles, soit dans un trouble de mobilité.

Au sujet des fonctions visuelles, la cause de la perte de la vision binoculaire peut résider dans l'acuité de la vision centrale ou dans le champ visuel.

1° Quant au champ visuel il n'intervient aussi longtemps que la vision normale centrale, c'est-à-dire le point du regard, coïncide avec celle de l'autre œil, que dans le sens de l'orientation. C'est par l'apparition d'un objet dans la partie périphérique du champ de vision que notre attention est excitée à tourner la tête et à porter les lignes du regard des deux yeux sur cet objet pour le reconnaître exactement. Un rétrécissement du champ de vision devient donc un obstacle, sinon à l'exercice, du moins à l'emploi de la vision binoculaire, d'autant plus grand que le rétrécissement périphérique se rapproche davantage du point de fixation et s'étend dans la direction où nous avons le plus grand besoin d'être avisés. Ainsi un rétrécissement de la partie supérieure du champ de vision, même lorsqu'il existe symétriquement pour les deux yeux, ne gênerait que fort peu, sauf les chasseurs qui ne seraient pas informés du passage d'un oiseau ; tandis que la perte de la moitié inférieure du champ de vision, si elle existe des deux yeux, jetterait un grand trouble dans la marche ; et un rétrécissement latéral, même pour un œil, n'est pas sans danger lorsqu'il s'agit de circuler dans des rues très animées. Ils obligent l'homme prudent et prévenu de son infirmité à des mouvements constants des yeux et de la tête.

Enfin le rétrécissement concentrique du champ de vision des deux yeux, lors même que l'acuité de la vision centrale serait normale comme dans certains cas de rétinite pigmentaire, rend les malades maladroits dans tout déplacement qu'il peut même empêcher complètement, parce que l'orientation nécessaire fait défaut malgré la conservation de la vision binoculaire.

2° S'il est certain que l'abolition complète ou presque complète d'un œil abolit en même temps la vision binoculaire, il a été démontré aussi que l'acuité de la vision n'a pas besoin d'être normale pour l'accomplissement de la vision binoculaire. Van der Meulen a communiqué (Graefes Archiv., 1873, p. 101), les résultats d'expériences faites sur lui-même et sur plusieurs amis, en plaçant devant un de leurs yeux des verres sphériques ou cylindriques, des verres plus ou moins dépolis ou plus ou moins foncés. Il a ainsi démontré que l'anisométropie jusqu'à 6 D ne jette aucun trouble dans la vision binoculaire, que pour détruire celle-ci il faut porter la différence jusqu'à 13 D, chez d'autres même jusqu'à 20 D. Quant à l'astigmatisme monoculaire produit par des verres cylindriques convexes, les plus forts de ces verres placés devant l'œil avec l'axe horizontal ne gênent nullement la vision binoculaire, tandis qu'un verre même faible avec l'axe vertical la gêne sensiblement.

En diminuant l'acuité visuelle d'un œil à l'aide d'un verre dépoli, on pouvait abaisser V jusqu'à 1/6 sans troubler la vision binoculaire, et jusqu'à 1/50 sans l'abolir tout à fait. Schweigger (1881) a observé la vision binoculaire normale lors même que l'amblyopie d'un œil avait atteint 1/24. Landoll (1887, Brit. med. assoc.) a attiré l'attention sur les mêmes faits.

Greeff (Untersuchungen über Binoc. Sehen, Zeitschr. für Psychol. und Physiol. der Sinnesorgane, Bd III, p. 21, 1891) a fait des recherches analogues sur des malades dont un œil avait perdu de son acuité visuelle, soit par des maladies à l'âge adulte, soit depuis la naissance. Les malades examinés étaient par moitié des enfants de 13 à 16 ans atteints depuis leur naissance de taches de la cornée ou d'amblyopie congénitale d'un œil, par moitié des adultes qui n'avaient été atteints qu'à un âge avancé de taies cornéennes ou d'opacités du cristallin. Aucun malade n'était atteint de strabisme. Toutes ces expériences ont donné le même résultat, à savoir que V peut descendre jusqu'à 1/12 ou même 1/18 de la normale sans endommager la vision binoculaire — du moins pour les objets rapprochés à quelques mètres de distance des yeux — lorsqu'elle existait auparavant et sans l'empêcher de s'établir.

Il résulte aussi de ces recherches de Greeff (Arch. f. Augenheilk, 1891, p. 371) comme de celles de Van der Meulen que l'anisométropie même du plus haut degré et sans aucune correction, n'empêche pas la vision binoculaire aussi longtemps qu'il y a équilibre musculaire des deux yeux. De même la diminution de l'accommodation d'un œil ne trouble aucunement la vision binoculaire, même pour les objets rapprochés. Bien que ceux-ci ne puissent être vus par l'œil atteint qu'à travers des centres d'irradiation et qu'en général les malades emploient volontiers un verre convexe pour lire ou écrire, leur vision binoculaire, même sans cette correction, est parfaite. Il en est encore ainsi lorsque l'accommodation a été complètement paralysée, par l'atropine par exemple, et si nous constatons la perte de la vision binoculaire chez beaucoup d'opérés de cataracte, la cause doit être cherchée ailleurs que dans l'abolition du pouvoir accommodatif.

Ajoutons ici que si l'anisométropie ne cause pas la perte de la vision binoculaire, celle-ci peut être troublée et détruite lorsqu'on veut corriger exactement l'amétropie de chaque œil, quand même cette correction procure la plus grande acuité visuelle. Le danger est moins grand lorsque ces verres sont prescrits dès le jeune âge ; mais à une époque plus avancée de la vie, le sensorium a déjà pris l'habitude de baser ses jugements sur les images rétiniennes que la réfraction inégale fournit, et il ne faut pas les modifier brusquement d'une façon exagérée. Ce n'est pas le malade qui nous avertira car il ignore s'il possède encore sa vision binoculaire ou non, et il ne sait pas pourquoi les lunettes le gênent. Il s'en plaint et si nous voulons les lui imposer par le conseil de s'y habituer, il les rejette ou perd réellement la vision binoculaire s'il continue de les porter. Il est donc de la plus grande importance, dans tous ces cas, de se rendre compte si les lunettes choisies conservent au malade l'emploi aisé de sa vision binoculaire, ou s'il est nécessaire d'abandonner le principe de la correction intégrale de chaque œil, de diminuer la différence des deux verres en prenant pour point de départ l'œil qui a besoin du verre le plus faible, et de s'arrêter pour le choix de l'autre au degré de correction compatible avec une vision binoculaire facile.

Puisque la condition essentielle de la vision binoculaire réside dans la réception de l'image du même objet sur le centre de la fovea de chaque œil et que cette condition ne peut être remplie que lorsque l'harmonie dans les associations des mouvements des deux yeux est complète, aussitôt que cette harmonie est rompue, et quelle qu'en soit la cause, la vision binoculaire normale cesse d'exister dans la totalité ou dans une partie du champ du regard, avec ou sans diplopie.

Il arrive en effet que dans les cas d'un affaiblissement d'un muscle oculo-moteur, la vision binoculaire normale continue d'exister pour la position médiane des deux yeux et cesse lorsque le regard se tourne dans la direction où le muscle atteint devrait agir, pour faire face à la diplopie. D'autres fois par une faiblesse plus grande ou une paralysie complète du muscle, la vision binoculaire normale est détruite avec diplopie dans toute la partie du champ de regard où l'action du muscle atteint fait défaut, le point de fixation compris, tout en étant conservée dans le reste du champ du regard ; ou enfin par suite d'une contracture secondaire de l'antagoniste, la perte de la vision binoculaire normale peut même envahir toute la partie opposée du champ du regard. Enfin, il y a des cas d'affaiblissement plus ou moins prononcé de la convergence où la vision binoculaire persiste pour la vision éloignée et se perd progressivement avec la divergence d'un des yeux et accompagnée ou non de diplopie lorsque le regard se porte sur les objets dont le rapprochement nécessiterait la convergence des lignes visuelles. Parfois, un effort de la volonté peut la maintenir ou la rétablir jusqu'à ce que la fatigue prenne le dessus.

Lorsque dans ces conditions l'action des muscles droits externes se fait sentir d'une façon prépondérante, la divergence se produit même pour la vue éloignée, généralement sans diplopie. La même chose peut arriver, naturellement en sens opposé, par suite d'une action trop énergique des muscles de la convergence, ou d'une action insuffisante de leur antagoniste, quelle qu'en soit la cause. Après avoir agi trop énergiquement pour la vision des objets rapprochés — ce qui se manifeste par la déviation momentanée d'un œil du côté du nez — les muscles ne peuvent plus arriver à la détente et rendent cette déviation permanente aussi pour la vision éloignée, généralement sans diplopie.

Ici se pose la question intéressante : pourquoi la déviation d'un œil pourvu d'une vision suffisante ne s'accompagne pas toujours de diplopie. Théoriquement il devrait en être ainsi puisque la condition essentielle de la vision binoculaire simple, normale, à savoir les formations de l'image du même objet sur le centre des deux fossettes rétiniennes, cesse d'être remplie. En réalité la diplopie n'existe d'une façon régulière et constante que dans les cas de paralysies musculaires, surtout au début de l'affection, car il arrive aussi que le malade cesse de l'accuser après une certaine durée plus ou moins longue et que nous sommes obligés d'employer le verre rouge et le prisme pour la lui rendre consciente. Peut-être y a-t-il aussi diplopie au début de chaque strabisme concomitant, lorsque les deux yeux ont une bonne vision, sans que le malade en ait parfaitement conscience, à moins que nous le lui ayons révélé par des expériences *ad hoc*. C'est qu'il n'est nullement facile de reconnaître qu'on voit double, par exemple dans le trouble de la vision qu'on provoque en marchant avec un prisme à réfraction verticale devant un œil. Un esprit non prévenu sent seulement qu'il voit mal et bientôt, pour réaliser le but de la vision qui est de voir distinctement, ne porte toute son attention que sur l'image la plus nette qu'il trouve dans son champ de vision, ce qui devient d'autant plus facile que celle provenant de l'œil muni de prisme l'est beaucoup moins. Ceci est tellement vrai que nous voyons des malades atteints de paralysie d'un muscle oculaire se servir néanmoins de l'œil atteint, de préférence à l'autre dont les mouvements sont normaux, lorsque celui-ci a une mauvaise acuité visuelle et fournit, par conséquent, des images moins nettes. Quoi qu'il en soit, la grande majorité des strabiques soumis à notre examen ne voit pas double, et même chez beaucoup d'entre eux, nous éprouvons une très grande difficulté à provoquer par des moyens appropriés les phénomènes de la diplopie.

Pour expliquer ce fait on a voulu admettre que lorsque l'image d'un point se forme sur le centre de la fovea d'un œil, quel que soit l'endroit de l'autre rétine qui reçoit l'image du même point, le sensorium le localise toujours à son point d'origine dans le champ de vision ; avec moins de précision assurément que si l'œil étant dirigé normalement l'image s'était formée sur le centre de la fossette rétinienne, mais cependant assez exactement pour renseigner sur la position du point regardé. Donc, si dans la vision normale où les deux lignes de regard sont toujours dirigées sur le même point ce sont les impressions des deux foveas qui concordent, dans le strabisme, ce serait l'habitude qui détermine dans chaque cas le point de la rétine qui correspond avec la fovea de l'autre. Ce qui parlerait en faveur de cette explication, c'est que chez un certain nombre de strabiques les images doubles que nous pouvons provoquer en plaçant devant un œil un prisme à réfraction verticale, sont souvent presque perpendiculaires l'une sur l'autre, et lorsque nous ramenons dans ces cas, par exemple par une ténotomie, l'image du même objet sur le centre de la foveà de chaque œil, cet objet apparaît de prime abord en images croisées qui se confondent plus tard lorsque la fixation binoculaire normale avec les centres des deux foveas s'est rétablie.

D'autre part, il paraît vraisemblable que si le besoin d'une vision nette a été assez grand pour faire abandon des avantages de la vision binoculaire en louchant, il peut aussi être la cause que l'habitude de la fixation binoculaire ne s'est pas développée ou a été abandonnée, voire même oubliée ; car tout ce qui a été appris peut aussi s'oublier, surtout à l'âge de 3 ou 4 ans où le strabisme débute habituellement. Assurément la vision la plus nette avec le centre de la fovea de chaque œil a sa raison anatomique et est, par conséquent, innée, mais la fixation binoculaire avec les centres des deux foveas est une habitude acquise qui peut aussi ne pas s'acquérir ou se désapprendre, surtout lorsqu'elle n'est pas encore profondément enracinée, lorsqu'elle ne peut servir utilement, et à plus forte raison lorsqu'elle s'oppose au but suprême de la vision, de distinguer nettement. Or sans fixation binoculaire, il n'est pas de diplopie possible. Dans un ordre d'idées tout opposé à cette explication, M. Javal (Man. de strab., p. 362), dont le talent exercé d'observation peut toujours être mis à profit, même contre ses opinions, dit « que les choses se passent comme si la macula s'était acharnée à protester contre la localisation par habitude, localisation que les autres parties de la rétine contractent assez aisément ».

Malheureusement pour l'explication que nous venons d'exposer, la diplopie, qui devrait faire absolument défaut pour ce genre de strabiques, existe cependant (du moins dans un grand nombre de cas) pour une région autre que celle qui avoisine, surtout en ligne horizontale, le point de la rétine déviée qui correspond au centre de la fovea de l'œil dirigé normalement. Il suffit d'un verre rouge et d'un prisme à réfraction verticale pour le démontrer. Il faudrait donc supposer, à côté de la fovea anatomique, une autre concordant avec celle de l'autre œil, et néanmoins, lors même que dans les cas de strabisme la vue s'exerce simultanément avec les deux yeux, il n'y a jamais de fixation binoculaire comparable à celle des deux centres rétiniens. Dans l'œil dévié la partie de la rétine qui correspond au point de fixation est loin d'avoir la sensibilité de la fovea anatomique et, à cause de la variabilité de l'angle strabique chez la même personne, elle devra occuper tantôt un point, tantôt un autre.

L'explication généralement admise pour l'absence de diplopie dans le strabisme consiste à supposer que l'attention tout entière se portant sur le champ de vision de l'œil normalement dirigé, néglige celui de l'autre d'autant plus volontiers qu'il est plutôt nuisible qu'utile à la vision distincte des objets regardés. Tout le monde a pu faire l'expérience en regardant dans un microscope avec un œil, l'autre étant laissé ouvert, ou en répétant l'expérience de Schweigger (Klin. Untersuch. über das Schielen, 1881, p. 22) de lire ou de marcher avec un œil tandis qu'un petit miroir est placé obliquement devant l'autre œil, qui reçoit ainsi l'image réfléchie des objets situés latéralement et en arrière; il est très facile de se convaincre que l'attention néglige aisément le champ visuel qui apparaît dans le miroir ou à côté du microscope. Cela ne veut pas dire que ce champ visuel soit complètement exclu de la vision ou que le sensorium en fasse abstraction d'une façon absolue, car aussitôt qu'il y passe quelque chose qui frappe plus particulièrement la rétine (par exemple un point très lumineux sur un fond sombre ou un point sombre sur un fond clair) ou qui puisse être utile au but final de la vision, l'œil le perçoit, l'attention s'y porte, l'observe en se détournant momentanément des perceptions de l'autre œil jusqu'à ce qu'elle se soit rendu compte s'il a de l'importance ou non... Si donc il est facile à chaque instant de concentrer toute l'attention sur le champ visuel d'un de nos yeux à un tel degré que celui de l'autre n'arrive pas à la perception, malgré une vision normale de cet œil et malgré l'habitude invétérée de la vision binoculaire, à plus forte raison cette aperception s'établira facilement chez des enfants pour un œil dont l'acuité visuelle laisse souvent à désirer et qui reçoit l'image de l'objet fixé sur une partie excentrique et par conséquent bien moins sensible de la rétine.

Cette faculté acquise de faire abstraction d'un champ visuel, de le négliger ou de le supprimer s'exerce tout d'abord sur le point de la rétine déviée qui reçoit l'image de l'objet regardé par l'autre œil normalement dirigé. A cause de la variabilité de l'angle strabique elle s'étend petit à petit sur les régions voisines surtout en direction horizontale, tandis que les parties supérieures et inférieures de la rétine restent longtemps accessibles à la diplopie, comme nous l'expérimentons chez nombre de strabiques en plaçant devant leur œil un prisme à réfraction verticale. Encore faut-il en général et au début de l'expérience forcer leur attention sur l'image perçue par l'œil dévié, en lui donnant une grande force lumineuse au milieu d'un champ visuel obscurci et en lui donnant une couleur distinctive de celle de l'autre œil.

Plus difficiles à expliquer sont les cas de strabisme périodique où la vision binoculaire manque non seulement lorsque un des yeux est dévié mais encore lorsque les deux yeux sont en fixation exacte. L'emploi de prismes et du stéréoscope provoquent bien dans ces cas une vision alternante parfois avec grande rapidité, mais ni diplopie, ni fusion des deux images.

Qu'on leur applique la théorie des points identiques ou celle de la projection ou même celle de l'incongruence des rétines, ces cas seraient assez difficiles à comprendre. D'après la première de ces théories, la vision binoculaire devrait se rétablir aussitôt que les yeux occupent une position normale puisque les centres des deux foveas reçoivent alors la même image ; d'après la seconde, il devrait y avoir vision binoculaire qu'un œil soit dévié ou non, puisqu'il localise toujours l'objet fixé à l'endroit où il se trouve réellement dans le champ visuel ; d'après la 3e enfin, il devrait y avoir diplopie toutes les fois que le strabisme cesse.

La véritable explication est probablement que dans ces cas et quelle que soit la position des yeux, il n'y a pas de fixation binoculaire malgré l'apparence du contraire.

Lorsque dans ces cas de strabisme périodique nous constatons la diplopie quand l'œil est dévié, et l'absence de vision binoculaire quand les deux yeux sont normalement dirigés, il faut bien admettre l'existence de la fixation binoculaire, mais c'est la faculté de fusionner les deux sensations dans une seule perception qui fait défaut.

Le degré le plus développé de cet état se rencontre dans les cas nullement rares auxquels on a appliqué la qualification d'« antipathies contre la vision simple » (de Graefe). Ce sont des cas de strabisme avec diplopie où ni le malade ni le médecin avec les moyens habituellement mis en usage ne peuvent réaliser la fusion des deux images ou le maintien aussi court qu'il soit de cette fusion. De Graefe qui le premier a signalé ces cas les considère comme inexplicables. M. Javal (Manuel du strabisme, p. 257) considère cette répulsion comme un phénomène actif résultant de la gêne causée par des images doubles très voisines et que le malade ne pouvant fusionner s'applique à repousser loin l'une de l'autre. Mais ces paroles ne paraissent que paraphraser le fait, confondant en outre l'écartement volontaire des images avec l'antipathie contre leur fusion, et ne fournissent aucune raison de l'impossibilité de fusionner les images ou de maintenir la fusion obtenue à l'aide de prismes; elles n'expliquent pas davantage pourquoi le malade ne se débarrasse pas de la diplopie gênante, plutôt par une petite contraction musculaire au profit de la vision simple que par une grande pour éloigner les deux images l'une de l'autre. Il est vrai que M. Javal ajoute (p. 260) que la répulsion en question ne se rencontre « que chez des sujets dont la déviation est périodique » qui n'ont pas appris à neutraliser comme les strabiques invétérés; mais ne semble-t-il pas que dans ce cas il devrait y avoir encore moins d'antipathie contre la vision simple?

D'ailleurs, dans les observations citées par M. Javal au sujet de l'antipathie contre la vision simple, on voit bien qu'il s'agit toujours de strabismes alternants (ce que Graefe avait déjà indiqué en 1854, Arch. f. opht., p. 117), mais dans aucun cas de strabisme périodique.

Pour ma part, je croirais plutôt que cette antipathie contre la vue simple avec les deux yeux se produit dans les cas où le sensorium a acquis l'habitude de tirer de l'action d'un seul œil les conclusions visuelles dont il a besoin et ce moyen lui donnant toute satisfaction, refuse d'entrer en possession d'un moyen plus parfait assurément, mais dont il ne saurait se servir sans commettre des erreurs. Ce serait toute une nouvelle éducation à faire, à laquelle le cerveau se refuse d'une façon persistante à moins d'y être contraint (par exemple par les exercices extrêmement ingénieux de M. Javal). Ceux que cette explication ne satisfait pas immédiatement, voudront bien se rappeler l'observation fréquente que nous faisons chez certains astigmates arrivés à un âge avancé sans correction de leur anomalie. Il est hors de doute que leurs images rétiniennes sont déformées, qu'une boule, par exemple, ne s'y dessine pas absolument ronde ; mais connaissant par l'expérience la vraie forme des objets, leur sensorium interprète ces sensations de façon à arriver à des conclusions justes. Lorsque nous leur mettons devant les yeux des cylindres qui procurent aux images rétiniennes les formes normales, le sensorium en est profondément troublé, ses conclusions sont induites en erreur, et le malaise qui en résulte peut aller jusqu'à la syncope. Rien d'étonnant que le malade éprouve dans ces cas une vraie répulsion pour ces lunettes malgré l'amélioration de l'acuité visuelle qu'elles lui donnent, et il pourra bien en être de même pour une personne habituée à juger le monde extérieur avec la vision d'un œil et à laquelle nous voulons imposer subitement les bienfaits des sensations binoculaires dont il n'a que faire.

Si j'ai mentionné ces faits c'est qu'ils démontrent la nécessité de différencier soigneusement, pour l'explication de la vision chez les strabiques, la suppression ou la neutralisation du champ visuel d'un œil, l'absence de fusion binoculaire normale et l'absence de fixation binoculaire. Nous pouvons même rencontrer ces trois états chez le même individu, à des époques différentes d'examen ou suivant l'usage qu'il fait de ses yeux. Pour s'en convaincre il faut observer et juger sa vision telle qu'on la trouve dès le premier examen, c'est-à-dire avant que nos expériences aient modifié les divers actes de la vision, ou altéré soit l'attention que le malade leur prêtait, soit les conclusions qu'il avait l'habitude d'en tirer.

Cette étude rapide de l'état visuel des yeux déviés ne serait pas complète sans quelques mots sur l'acuité de vision de l'œil qui louche. Tandis que dans les cas de paralysies, même de longue durée, l'acuité visuelle ne se modifie guère, nous trouvons dans presque tous les cas de strabisme une différence notable des deux yeux sous ce rapport. Reste à savoir si l'amblyopie est la cause ou la conséquence du strabisme. Schweigger qui a adopté la première de ces opinions croit qu'il s'agit d'amblyopies congénitales ; comme il trouve dans celles-ci une des causes les plus favorables à la production du strabisme, il appuie son opinion sur le fait indéniable des amblyopies congénitales sans strabisme, sur la difficulté d'examiner l'acuité visuelle des enfants qui commencent à loucher, et sur des observations de strabiques dont l'acuité visuelle est restée la même pendant de longues années. Nous n'avons aucune raison de mettre en doute la réalité de ces faits, mais ils n'empêchent pas que l'observation journalière montre des malades chez lesquels l'œil dévié perd progressivement de sa force visuelle et d'autres, au contraire, où la vision s'améliore à la suite d'exercices appropriés, ce qui n'est pas le cas lorsque l'amblyopie est congénitale.

En admettant avec M. Schweigger que cette amélioration n'est que la conséquence d'une fixation plus parfaite que nous imposons à l'œil et d'une plus grande attention sur les sensations de cet œil que nous imposons au cerveau lorsque nous faisons fermer l'autre œil d'une façon méthodique, il n'est pas moins vrai que la vision gagne en acuité ; et par conséquent notre confrère de Berlin devra admettre avec nous qu'elle peut en perdre et qu'elle en perd réellement lorsqu'un œil est constamment exclu de la fixation ou de la vision normales. Il a également tort de nier l'influence que la présence d'une cataracte peut exercer sur la sensibilité de la rétine ou sur la façon dont le sensorium tient compte des sensations de cette rétine. En affirmant cette influence, nous ne pensons pas seulement aux cataractes congénitales, mais aux cataractes séniles de très longue durée. Assez souvent, nous constatons, dans ces cas, pendant un premier examen de la faculté d'orientation de l'œil, qu'il localise toutes les sensations lumineuses dans la région temporale du champ visuel, mais à la suite d'examens multipliés, le malade arrive petit à petit à une localisation normale ; je constate le fait sans discuter si nous réveillons par nos examens la sensibilité rétinienne ou l'attention du cerveau détournée depuis longtemps des impressions que cet œil pouvait lui amener.

Aux altérations des fonctions visuelles ou de la motilité

qui peuvent mettre en danger ou produire la perte de la vision binoculaire on devrait ajouter, il me semble, une troisième série de causes dont la réalité ne me paraît pas douteuse, bien qu'il n'en soit pas fait mention, autant que je sache, et bien que je ne puisse l'appuyer sur des faits déterminés. C'est la cause psychique. La vision binoculaire, nous y avons insisté à plusieurs reprises déjà, est un acte cérébral, un jugement de notre sensorium basé et appuyé sur un certain nombre de renseignements qui lui sont transmis par les voies nerveuses, soit de l'organe de la vision, soit des régions qui accumulent par la mémoire des images de représentation ou des notions acquises antérieurement par l'expérience des faits. Puisque nous avons parlé de jugement, admettons que, devant un tribunal, une procédure ait eu lieu normalement et ait conduit à tous les considérants qui peuvent s'appuyer sur les faits de la cause, sur l'audition des témoins, sur la comparaison avec des cas analogues etc., et qu'il n'y ait pas de juge, il est évident que l'acte terminal, le jugement ne sera pas prononcé, ou qu'il y ait un mauvais juge et le jugement s'en ressentira. Il doit en être de même forcément pour le jugement que notre sensorium est appelé à prononcer dans la vision binoculaire et il n'est pas douteux pour moi que lorsqu'on examinera à ce point de vue des enfants atteints du cerveau, d'hydrocéphalie, d'idiotie, de déformation du crâne etc., ou des adultes frappés des différentes formes de céphalopathies, de paralysie générale ou de maladies analogues, lors même que l'acuité visuelle serait suffisante et qu'il n'y eût aucun trouble de motilité, on trouverait des cas nombreux où l'absence de la vision binoculaire fait défaut. D'ailleurs, de Graefe déjà voyait dans la difficulté de fusionner exactement des images doubles très rapprochées chez les personnes atteintes de paralysies des muscles oculaires, un motif de supposer une cause cérébrale de la paralysie.

Les moyens de remédier à cet état de choses, qui ont avant tout des indications générales à remplir, ne peuvent faire partie de cette étude, et dans le cas où un de ces malades arriverait à guérir de son affection cérébrale, l'exercice seul de la vision pour les besoins constants de l'existence lui apprendrait sans peine la vision binoculaire comme il l'enseigne aux enfants.

LE RÉTABLISSEMENT DE LA VISION BINOCULAIRE.

Les moyens destinés à procurer ou à reconstituer la vision binoculaire doivent être dirigés tout d'abord contre les obstacles qui s'opposent à l'accomplissement de cette fonction. Ces obstacles se trouvant tantôt dans le défaut d'harmonie des mouvements associés et de convergence des deux yeux, tantôt dans des altérations des fonctions visuelles ou dans ces deux causes réunies, nous diviserons de la même façon les moyens destinés à y remédier.

Les causes optiques.

Pour les amétropies, l'indication est formelle : il faut les corriger par des verres appropriés, de façon que le malade n'aie pas la tentation de négliger ou de sacrifier la vision normale avec les deux yeux à la nécessité de se procurer une vision nette. Cette indication se pose chez les hypermétropes à un âge peu avancé, aussitôt que l'enfant peut se trouver dans la nécessité de regarder fixement, soit pendant les repas, soit pour ses jeux, soit parce qu'on veut lui apprendre les lettres de l'alphabet. A ce moment, il y a évidemment lutte entre la vision distincte qui exige un effort exagéré d'accommodation, et la vision normale avec les deux yeux dont le maniement à cet âge ne compte probablement pas encore parmi les fonctions psychiques les mieux établies et les plus indispensables. Pour peu que celle-ci rencontre encore un obstacle quelconque dans une innervation défectueuse des mouvements oculaires, surtout de la convergence, elle cédera d'abord momentanément (strabisme périodique) et de plus en plus souvent à mesure que les besoins de la vision distincte, nette, se multiplieront, jusqu'à ce que la vision binoculaire soit complètement négligée et finalement perdue. Il est probable que l'apparition, au début de la lutte, de la diplopie y contribue encore par la gêne qu'elle provoque et par la facilité d'y remédier en négligeant, en neutralisant les impressions visuelles d'un œil.

Il importe donc de procurer à ces yeux, dès le jeune âge, par la correction de leur amétropie, des images rétiniennes aussi nettes que possible, et il ne me paraît pas douteux qu'à mesure que la crainte injustifiée de faire porter des lunettes aux très jeunes enfants disparaîtra chez les parents et aussi chez les médecins, le nombre des enfants qui perdent la vision binoculaire et se mettent à loucher diminuera de plus en plus.

Il n'entre pas dans le cadre de ce rapport d'exposer les lois pour le choix des verres cylindriques et sphériques. Qu'il me soit seulement permis d'ajouter qu'il serait nécessaire de déterminer et faire porter les verres correcteurs avant que l'apparition fréquente de la déviation d'un œil ne démontre, par le relâchement de la direction que la vision binoculaire doit exercer sur les mouvements oculaires, le danger auquel l'existence même de cette vision est exposée. Ceci est vrai surtout pour les hypermétropes ; la myopie des tout jeunes enfants est exceptionnellement rare et ne peut avoir en elle-même d'influence sur la vision rapprochée pendant laquelle les déviations se produisent toujours en premier lieu avant de s'établir aussi pour la vision éloignée. Le mal tient dans ces cas plutôt à l'habitude d'une position défectueuse du corps et de la tête, ainsi qu'à la diminution excessive de la distance qui sépare les yeux des objets du travail et qui nécessite des efforts de convergence, surtout plus difficile à produire et à maintenir lorsque l'innervation de celle-ci est affaiblie et que l'abduction qui doit conduire au strabisme divergent prédomine. La nécessité de prescrire des verres correcteurs de la myopie ne peut donc venir en question que lorsque celle-ci dépasse le degré qui permet de travailler à une distance convenable.

Très souvent, qu'il s'agisse de l'une ou de l'autre forme d'amétropie, il sera nécessaire de faire décentrer les verres ou de les combiner avec des verres prismatiques, ou de prescrire des verres prismatiques seuls, soit pour venir en aide à la convergence lorsqu'elle est insuffisante, soit pour contrebalancer son action excessive. Autant que celle-ci dépend des efforts d'accommodation nécessaires pour remplacer la réfraction insuffisante chez les hypermétropes, l'emploi de l'atropine dans le but de faire cesser complètement ces efforts pendant quelque temps peut devenir utile. Il est même indispensable lorsqu'après correction de l'hypermétropie manifeste, nous constatons qu'un léger effort d'accommodation détruit la fixation binoculaire par l'adduction inégale des yeux. Dans ces cas, où la relation normale entre la convergence et l'accommodation reste encore rompue, l'emploi de l'atropine doit être poussé jusqu'à l'abolition complète de l'accommodation et, en même temps, il faut prescrire des lunettes qui procurent tant pour la vision éloignée que pour la vision rapprochée, une acuité visuelle aussi parfaite que possible.

Enfin, pendant toute la durée du traitement, des moyens et exercices appropriés à chaque cas doivent tendre à rétablir et à consolider la vision binoculaire à tel point qu'elle pourra se maintenir après la cessation de l'atropine, et lutter victorieusement contre les tendances contraires. Car on aurait tort de croire que le choix et l'emploi convenable des lunettes suffisent seuls dans tous les cas pour conjurer le danger auquel la vision binoculaire a été exposée. Lorsqu'il s'agit d'enfants il ne faut jamais oublier que cette fonction n'est pas encore très solidement établie, qu'il lui a manqué le temps d'un long apprentissage et du contrôle nécessaire des autres sens, l'expérience des grands avantages et de la nécessité de son emploi, enfin l'habitude acquise de s'en servir. Or, dans la lutte avec les difficultés d'une vision distincte ou avec celles d'un équilibre imparfait des mouvements binoculaires, elle a été troublée, ébranlée et par moments abolie. Il faut donc déterminer soigneusement chez ces jeunes malades, par les méthodes d'examen déjà exposées, s'ils sont en possession de la fixation binoculaire, de la diplopie binoculaire et de la fusion binoculaire.

Nous avons vu plus haut que la perte de la fixation binoculaire sans diplopie se manifeste lorsqu'un œil ayant été exclu de la vision soit à cause de troubles visuels de longue durée soit à cause d'un défaut d'équilibre musculaire, le sensorium a appris à supprimer, à neutraliser les impressions de cet œil. Il en résulte comme première indication de constater cet état et de forcer l'attention de se porter sur ces impressions. Nous y arrivons par l'occlusion de l'œil qui sert habituellement à la vision, à l'aide de la louchette ou coquille non percée. En même temps, nous réveillons la vision simultanée avec les deux yeux en plaçant par moments devant un œil un verre rouge, devant l'autre un prisme à réfraction verticale pour provoquer la diplopie. Enfin, des exercices stéréoscopiques serviront à l'établissement et à la consolidation définitive de la vision binoculaire normale. Nous aurons à revenir plus loin sur tous les détails de ces exercices.

Pour les cas où la faiblesse visuelle d'un œil a empêché la vision binoculaire de s'établir ou a été la cause de sa perte, la possibilité d'un traitement heureux dépend en premier lieu du degré de cette faiblesse et de l'éventualité de l'améliorer à un degré compatible avec l'exercice de la vision binoculaire. Bien que ce degré varie dans une certaine mesure avec les individus, on peut cependant fixer 1/10 à 1/12 de l'acuité normale comme la limite moyenne au-dessous de laquelle on ne doit pas espérer un résultat favorable. Cette limite tracée par les résultats de l'expérience se trouve corroborée par les recherches déjà citées de Greeff. Lorsqu'un œil après correction de son amétropie est plus amblyope que le chiffre indiqué, nous avons à nous assurer si nous ne pouvons améliorer son acuité visuelle par des moyens appropriés.

L'emploi de ces moyens n'aura aucun résultat s'il s'agit d'une amblyopie congénitale réelle, car il est avéré qu'elle ne peut être améliorée. Seulement on réunit sous la désignation d'amblyopie congénitale des états bien différents. Ainsi avant que les travaux classiques de Donders nous aient initiés pratiquement à la connaissance de l'hypermétropie et de l'astigmatisme de l'œil, et fourni les premières méthodes de les constater cliniquement, la diminution de l'acuité visuelle qui résulte de ces anomalies de réfraction non corrigées, était mise sur le compte de l'amblyopie congénitale, comme nous le faisons encore actuellement pour la diminution de V qui reste après la meilleure correction de ces anomalies. Qui voudrait affirmer qu'on ne découvrira encore d'autres défauts de réfraction de l'œil humain, corrigibles ou non, qui élimineront de nouveau toute une série de la classe des amblyopies congénitales parmi lesquelles nous les rangeons encore actuellement par ignorance. Ce n'est donc que pour l'état momentané de nos connaissances que nous pouvons affirmer l'impossibilité d'améliorer toutes les amblyopies congénitales, tout en réservant l'avenir. — Il va sans dire que lorsque la faiblesse de la vision, quand même elle existerait depuis la naissance, peut être améliorée et dépendrait de causes accessibles à notre thérapeutique, comme c'est le cas, par exemple, pour les taies de la cornée et pour la cataracte, il faut y remédier par les moyens à notre disposition et suivant l'opinion générale, le plus tôt possible.

Lorsqu'on n'est pas sûr d'avoir affaire à une amblyopie incorrigible, il est toujours indiqué d'essayer si on peut l'améliorer au degré où elle n'est plus incompatible avec la vision binoculaire.

Nous avons déjà exposé plus haut, que l'on y réussit souvent et indiqué les raisons ; il reste à ajouter les moyens pour y arriver. Celui dont je me sers le plus volontiers consiste en exercices visuels à l'aide de verres grossissants. Le meilleur des deux yeux, celui dont le malade se sert habituellement, étant fermé, l'autre est amené à fixer et à regarder à travers une loupe des lettres choisies d'une telle grandeur qu'il peut les reconnaître facilement. Lorsque les lettres sont rangées en mots et lignes, pour éviter qu'on ne les devine, il faut les faire lire à rebours ou se servir d'une langue inconnue au malade ; il faut faire comprendre au malade ou à ceux qui surveillent cet exercice qu'il ne s'agit pas, bien entendu, d'une leçon de lecture mais d'un exercice dans le but de fixer et de regarder chaque détail d'une lettre pour bien la reconnaître avant de la prononcer à haute voix. Il suffit de s'appliquer à ce petit travail pendant quelques minutes plusieurs fois par jour. A partir du moment où les lettres choisies sont reconnues facilement on en choisit de plus en plus petites pour le même exercice, fait de la même façon ; puis on diminue progressivement la force des verres grossissants. Pour les analphabètes, je remplace les lettres par la collection d'images qui sert à déterminer l'acuité visuelle des petits enfants ; seulement, il ne suffit pas de faire nommer l'image, il faut aussi en faire regarder et indiquer tous les détails.

On se rend compte très vite si ces exercices doivent conduire à un bon résultat. Lorsqu'ils ont été bien faits et qu'après quelques séances on ne peut pas passer des premières lettres ou images choisies à d'autres plus petites, on peut abandonner la partie et ranger le cas parmi les incurables.

Pour les autres on est souvent bien étonné de la rapidité avec laquelle l'acuité visuelle augmente ; il suffit souvent d'une quinzaine et même moins pour arriver à V = 1/10.

Cependant ce serait s'exposer à des mécomptes fréquents de croire que tous ceux chez lesquels la vision s'est améliorée jusqu'à 1/10 et même au delà seront aptes à récupérer la vision binoculaire. Heureusement nous possédons un moyen pour reconnaître sans difficulté les cas favorables ; ce sont ceux où il est possible de provoquer la diplopie. Dans une chambre obscurcie nous plaçons à 3 ou 4 mètres devant le malade une bougie allumée, un verre rouge devant le meilleur de ses yeux et un prisme de 10° avec son arête horizontale en haut ou en bas devant l'autre. Rarement il voit tout de suite les deux images superposées, et il faut commencer par attirer son attention sur l'existence des deux images, en couvrant alternativement chacun de ses yeux. Lorsqu'on y est arrivé et que néanmoins malgré des essais répétés, avec de petites modifications dans la force et la position du prisme, on ne peut obtenir en aucune façon la perception simultanée des deux images, je range le cas avec ceux où le rétablissement de la vision binoculaire doit être abandonné. Parmi les autres, il y en a qui n'accusent la diplopie qu'autant qu'on tient toujours le prisme avec son arête horizontalement en haut ou en bas ; aussitôt qu'on la tourne du côté du nez ou du côté de la tempe, l'image perçue d'abord par cet œil disparaît. Ces cas ne sont pas rares et Alfred Graefe les a expliqués fort judicieusement par une exclusion régionale. Lorsque, à l'aide de l'expérience citée et en la renouvelant suffisamment, nous avons constaté l'existence de cette exclusion dans un cas donné, je range celui-ci avec les précédents chez lesquels je ne poursuis pas le rétablissement de la vision binoculaire. Les autres continuent leur petit exercice deux fois par jour pendant quelques minutes avec des prismes à réfraction verticale de plus en plus faibles ; en même temps on fait tourner le prisme obliquement dans la direction temporale et nasale, jusqu'à ce que la diplopie se produise même avec le prisme à réfraction horizontale.

Il faut chercher alors à obtenir la diplopie sans le secours du verre rouge, et plus tard remplacer la bougie allumée par des objets ordinaires, de préférence un peu brillants. En dernier lieu on aborde, pour obtenir la fusion binoculaire, les exercices stéréoscopiques dont nous traiterons à la fin pour éviter des redites.

Les troubles de motilité.

Un des plus importants obstacles à la vision binoculaire consiste, nous l'avons exposé plus haut, dans la difficulté ou dans l'impossibilité de diriger les lignes du regard des deux yeux sur le même point. Lorsqu'un œil seulement regarde un point et que son congénère est dirigé sur un autre, quel que soit le sens ou la cause de la déviation de cet œil, il n'y a plus de vision binoculaire normale possible. Cependant, au point de vue thérapeutique qui nous occupe, il y a une distinction notable à faire entre les déviations de nature paralytique et les autres.

Les déviations paralytiques.

Il va sans dire que la paralysie demande avant tout l'emploi du traitement indiqué par la cause qui l'a produite et, avec le succès de ce traitement, nous voyons la déviation diminuer ainsi que la diplopie qui l'accompagne, l'une et l'autre disparaître et faire place à l'harmonie de plus en plus complète des mouvements binoculaires ; en même temps la vision binoculaire se rétablit à l'état normal comme avant l'apparition de la paralysie. Malheureusement, les choses ne se passent pas toujours aussi paisiblement.

Dans un certain nombre de cas, la paralysie, à partir d'un certain moment, reste stationnaire, ne se modifie plus dans un sens ni dans l'autre, laissant le malade avec un œil dévié et avec la diplopie qui en résulte lorsque les deux yeux sont doués d'une bonne acuité visuelle. On peut avoir alors recours aux courants électriques pour fortifier le muscle atteint ; les journaux ophtalmologiques contiennent des observations nombreuses de résultats heureux obtenus à l'aide de ce moyen. Cependant, soit à cause des difficultés de l'application directe sur une étendue suffisante, soit à cause de l'incertitude des résultats, l'électricité me paraît plutôt délaissée, dans les derniers temps, — peut-être à tort — pour les cas qui nous intéressent.

Michel a conseillé un traitement orthopédique qui consiste à produire des mouvements passifs du muscle paralysé. Après avoir anesthésié la conjonctive à l'aide de la cocaïne, on saisit avec une pince à fixation la conjonctive près du bord de la cornée et de l'insertion sclérale du muscle malade, et on tire l'œil plusieurs fois de suite pendant une minute ou deux dans la direction de ce muscle et aussi loin que possible. Je ne saurais affirmer que ces manœuvres aident beaucoup à faire disparaître la paralysie, mais elles m'ont semblé utiles pour s'opposer à la contracture de l'antagoniste.

Un moyen de grande valeur par lui-même et par la facilité de contrôler immédiatement ses effets, consiste à se servir de la diplopie pour exciter les contractions du muscle affaibli. En plaçant le malade à quelques mètres de distance d'une bougie allumée ou d'un objet brillant, il est facile de trouver le prisme le plus faible avec lequel les deux images de cet objet sont réunies dans une seule. Mais il suffit alors de déplacer tant soit peu l'objet regardé dans le sens du muscle atteint ou de tourner la tête du malade dans la direction opposée pour voir les deux images reparaître très rapprochées l'une de l'autre. Lorsqu'elles sont aussi rapprochées, un léger effort du muscle doit les réunir de nouveau dans une seule, et c'est cet effort, pourvu qu'il ne soit pas exagéré ni trop souvent répété sans laisser le muscle se reposer, qui augmente progressivement les forces de celui-ci. On constate cette amélioration parce qu'un prisme de plus en plus faible corrigera la diplopie et parce que le déplacement de l'objet regardé ou la rotation de la tête pourront s'étendre de plus en plus loin sans provoquer la diplopie.

Le même exercice peut se faire sans emploi de prisme, en plaçant l'objet dans la partie du champ du regard commun aux deux yeux où il n'y a pas de diplopie. On fait tourner alors la tête jusqu'à ce que la diplopie commence à se produire et l'effort musculaire doit réunir les deux images très voisines. L'écueil de ce traitement est que tous les malades ont tendance à faire les mouvements de tête trop étendus et à imposer ainsi au muscle un travail exagéré qui le fatiguerait au lieu de le fortifier. Par conséquent, il faut leur donner les explications nécessaires et surveiller les premiers exercices qui, d'ailleurs, n'ont pas besoin d'être renouvelés longtemps de suite pour produire un résultat notable et très encourageant pour le malade. Afin d'en faire profiter les mouvements de convergence, on prend comme point de départ de l'exercice, le point le plus éloigné ou le plus rapproché où l'objet est vu simple ; l'exercice consiste à s'en rapprocher ou à s'en éloigner jusqu'à la distance où la diplopie apparaît et de réunir à cette distance les deux images. A l'aide de ces mouvements d'approche et de recul, on rétablit progressivement la vision binoculaire normale pendant la convergence, de la même façon que les exercices précédents l'ont fait pour les mouvements associés des deux yeux.

M. Javal conseille de faire suivre ces exercices par d'autres sur des objets mobiles, le malade étant d'abord immobile, par exemple de regarder d'abord les passants et plus tard les voitures pendant qu'il est assis sur un banc ; et puis le malade se déplaçant lui-même, par exemple marchant dans la rue.

Une intervention chirurgicale ne peut venir en question que dans les cas depuis assez longtemps stationnaires où tous les moyens indiqués jusqu'ici ont été employés inutilement. Elle n'est utile au point de vue de la vision binoculaire que lorsque celle-ci existe dans une partie périphérique du champ du regard, et le but de l'opération est de la placer dans sa partie centrale. Il n'est pas nécessaire d'insister sur les avantages que présente ce déplacement par lequel le malade verra simple avec ses deux yeux, en regardant devant lui et tout en tenant la tète droite, tandis qu'auparavant il était obligé de la tenir de travers. Ce résultat heureux, qui suivant les règles fixées par de Graefe (Zehender's Klin. Monatsbl., 1864) peut exiger non seulement l'avancement du muscle affaibli et la ténotomie de son antagoniste, mais encore des ténotomies des muscles de l'autre œil, ne peut s'obtenir qu'en sacrifiant la partie périphérique du champ du regard commun aux deux yeux, dans laquelle le malade sera obligé de remplacer les mouvements des yeux par les mouvements de la tête.

Les déviations non paralytiques.

Les déviations non paralytiques ne s'établissent pas souvent d'emblée d'une façon constante. Dans la grande majorité de ces cas, les parents voient subitement leur enfant loucher par moments, lorsqu'il regarde attentivement de près, et reprendre immédiatement, pour voir de loin, le regard droit comme à l'état normal. Lorsqu'on examine ces enfants atteints de strabisme convergent intermittent, on constate d'habitude qu'ils sont hypermétropes. Ce sont les efforts d'accommodation exigés par ce défaut de réfraction qui provoquent une convergence excessive et amènent la déviation d'un œil, lorsque l'autre regarde de près. Aussi suffit-il tout au début de faire porter les verres appropriés pour combattre utilement la tendance à la déviation et en ajoutant au besoin les moyens destinés à consolider la vision binoculaire tels qu'ils ont été déjà indiqués plus haut en traitant de l'hypermétropie. Lorsqu'on aura constaté une inégalité des deux yeux par rapport à leur acuité visuelle, il sera indispensable d'en rechercher la cause, d'y remédier si possible et de prescrire pour l'œil le plus faible les exercices qui ont été déjà décrits.

Le strabisme divergent périodique des enfants qu'au début, on observe en général lorsqu'ils regardent vaguement sans fixer un objet et qui disparaît aussitôt qu'on les engage à regarder attentivement, n'est pas sous la dépendance d'un état déterminé de la réfraction, bien qu'on le rencontre plus souvent chez des enfants qui auront plus tard la disposition à devenir myopes. Il paraît plutôt lié à une faiblesse de la convergence qui rend l'action des abducteurs prédominante toutes les fois que la convergence ne reçoit pas une impulsion énergique, ou se trouve exposée à un travail relativement excessif pour les nécessités de la vision rapprochée. De là résulte la double indication : empêcher les enfants de porter les objets qu'ils regardent trop près de leurs yeux et fortifier la convergence.

Il faut donc renseigner les parents sur la nécessité d'éliminer les jouets qui exigent des efforts visuels minutieux et de donner à l'enfant l'habitude de travailler la tête haute, le dos appuyé à la chaise sur laquelle il est assis. Je n'hésite pas à faire attacher légèrement le corps par une écharpe au dossier de la chaise pendant le travail de lecture et d'écriture, car on sait combien il est difficile d'obtenir des enfants qu'ils ne se penchent pas inutilement sur leurs cahiers et livres. Pour qu'ils puissent travailler ainsi à une distance convenable, il faût avoir soin de prescrire à ceux dont l'état de réfraction l'exige, des verres sphériques ou cylindriques, au besoin combinés avec des prismes, qui leur procurent des images rétiniennes nettes et viennent en aide à l'insuffisance de leur convergence ; il faut avoir soin aussi d'un bon éclairage, de livres bien imprimés et, lorsqu'ils écrivent sur du papier réglé, de lignes facilement visibles. Même dans ces bonnes conditions, leur convergence fatiguerait si elle était trop longtemps maintenue en action, et doit être reposée fréquemment en interrompant le travail sur des objets rapprochés.

Le meilleur moyen que nous possédions pour augmenter la force de la convergence sont les prismes. Il est connu qu'un prisme à réfraction nasale placé devant l'œil produirait de la diplopie, si la tendance à voir simple ne provoquait un mouvement de convergence qui ramène l'image du point regardé sur la fovea. Nous profitons de ce fait pour des exercices qui consistent à faire regarder la flamme d'une bougie ou un autre objet brillant placé à quelques mètres de distance tandis qu'on tient devant un œil un prisme avec son arête verticale dirigé du côté du nez. Lorsque le prisme est faible, le malade n'accuse aucune diplopie et nous voyons derrière le prisme l'œil légèrement convergent. Au moment où l'on ôte le prisme, l'œil retourne à sa place. Avec des prismes plus forts, l'objet est d'abord vu double, mais la diplopie disparaît au bout d'un instant ; enfin on arrive à un prisme qui donne deux images trop écartées l'une de l'autre pour que la convergence dont le malade dispose puisse les fusionner. En renouvelant cette expérience avec la même série de prismes et en s'arrêtant chaque fois à celui qui provoque la diplopie persistante, on constate bientôt que la convergence gagne de puissance et réussit à surmonter des prismes de plus en plus forts. Pendant ces exercices qu'on peut enseigner aux parents sans grande peine, il importe de tenir le prisme de façon que les deux images se trouvent toujours à la même hauteur, et lorsqu'elles présentent une différence de niveau, de lui imprimer une légère rotation dans un sens ou dans l'autre pour la faire disparaître.

Je ne peux approuver la proposition de faire porter constamment un prisme faible à réfraction nasale pour exciter d'une façon permanente la convergence des yeux. Il me semble qu'elle va contre son but ; en employant une partie de la convergence pour combattre l'effet du prisme, il en reste moins disponible pour les distances rapprochées. Or il ne faut pas oublier que nous avons affaire à des malades qui n'ont pas assez de convergence. La faute est donc la même que si l'on faisait porter à un hypermétrope, un verre concave pour exercer son accommodation, ce qui n'est encore venu à l'idée de personne.

Dans un certain nombre de cas, l'emploi judicieux des yeux et les exercices indiqués suffisent pour faire disparaître la disposition au strabisme divergent, d'autant plus que souvent avec l'âge la convergence gagne en force et que la vision binoculaire est bien plus puissante à lutter contre la divergence que contre la convergence des yeux. Cependant, il est absolument nécessaire de surveiller ces enfants, surtout lorsqu'ils deviennent myopes et pendant toute la période de leur vie où la myopie peut devenir progressive. Sans des verres bien choisis, ils seraient portés à se pencher sur leur travail, à s'imposer ainsi des efforts de convergence qu'ils ne peuvent atteindre sans peine, ni maintenir longtemps, de sorte qu'à la longue un œil dévie forcément et le strabisme divergent s'établit définitivement.

Il nous reste à parler des strabismes permanents, qu'ils soient devenus tels après une période plus ou moins longue de déviations intermittentes ou qu'ils se soient établis ainsi d'emblée. Dans ces derniers cas les défauts de réfraction dont nous avons dû tenir grand compte pour la genèse du strabisme périodique ne jouent plus le même rôle ; ils doivent être attribués à la prédominance de la convergence pour les strabismes convergents, ou à la faiblesse de la convergence avec prédominance de l'abduction pour les strabismes divergents. Les strabismes concomitants qui surviennent pendant qu'un muscle est paralysé et se maintiennent après la guérison de la paralysie se rangent dans la même catégorie.

La première recherche et la plus importante après avoir diagnostiqué dans un cas déterminé le strabisme et son espèce, son degré, la mobilité, la réfraction et l'acuité visuelle de chaque œil, consiste à s'assurer de l'existence et de l'état de la vision binoculaire. Il est tout à fait exceptionnel, dans le strabisme concomitant, que le malade accuse spontanément de voir double et fournisse ainsi la preuve qu'il voit simultanément avec ses deux yeux ; plus souvent nous obtenons cette preuve à l'aide du verre rouge et un prisme à réfraction verticale. D'autres fois nous n'arrivons à ce résultat qu'après avoir forcé l'attention à se porter sur la perception de l'œil habituellement dévié par l'occlusion de l'autre, ou par l'emploi du stéréoscope. Ce dernier présente l'avantage, que nous pouvons placer à peu près dans la ligne du regard de l'œil dévié un objet pareil à celui présenté à l'autre œil, par exemple deux pains à cacheter, et en faisant fermer alternativement les yeux, il n'est pas rare d'arriver avec un peu de patience à la perception simultanée des deux objets, même lorsque l'expérience du verre rouge et du prisme n'a pas réussi. Enfin il y a des cas où aucun des moyens à notre disposition ne produit même passagèrement un vestige quelconque de vision binoculaire.

Lorsque l'œil habituellement dévié persiste, après l'occlusion de l'autre, dans sa position, ne se redresse pas ou peu et présente une fixation excentrique, on ne peut espérer reconstituer la vision binoculaire, tandis qu'aussi longtemps que cet œil a conservé la faculté de fixer correctement, nous pourrons réussir à la rétablir après avoir corrigé les défauts optiques, après avoir amélioré l'acuité visuelle jusqu'à un certain degré, enfin après la correction opératoire de la déviation.

La possibilité de rétablir la vision binoculaire d'un strabique une fois reconnue, le principal obstacle à ce rétablissement réside évidemment dans la déviation même, et le meilleur moyen d'y remédier est fourni par l'opération du strabisme. Nous n'avons pas à nous occuper ici ni des différents procédés opératoires, ni de leur application aux différentes espèces de strabisme et à leurs degrés. Qu'il me soit seulement permis de dire, que plus encore que pour le résultat esthétique, le désir de rétablir la vision binoculaire exige d'opérer de façon à départager l'effet voulu sur le muscle atteint et sur son antagoniste, en augmentant l'action de l'un, en diminuant l'action de l'autre dans la mesure permise, et dans les degrés plus prononcés de strabisme en départageant ces effets sur les deux yeux. Dans le même but, l'effet à obtenir par l'opération doit tenir compte aussi de l'état de réfraction des yeux, de l'emploi des lunettes et du travail que le malade imposera à ses yeux. Les principes des règles à suivre pour chacun de ces cas ont été établis par de Graefe, il y a plus de trente ans.

Si, dans les cas où le rétablissement de la vision binoculaire n'est pas possible, il faut s'en tenir à la correction obtenue par les moyens chirurgicaux, pour tous les autres l'opération doit être suivie d'exercices orthoptiques destinés à compléter le traitement et à assurer son succès par une vision binoculaire aussi parfaite que possible. Nous avons déjà exposé plus haut comment on s'oppose à la neutralisation des sensations visuelles de l'œil autrefois dévié par l'occlusion de l'autre, par quels moyens on arrive à améliorer son acuité visuelle, à provoquer l'action simultanée des yeux démontrée par la diplopie, et nous avons même déjà indiqué quelques moyens pour obtenir le fusionnement des images doubles. Après l'emploi de tous ces moyens, le plus approprié pour les compléter et pour réaliser le degré le plus parfait de la vision binoculaire, est l'exercice du stéréoscope.

Parmi tous les dessins stéréoscopiques que nous possédons pour cet exercice, les séries de cartons créées par M. Javal sont incontestablement les plus complètes et les plus utiles ; elles sont établies pour les différents degrés d'écartement des lignes du regard, pour la différence de hauteur qui peut exister entre les deux yeux et pour la graduation des difficultés à vaincre dans la fusion des images. On commence bien entendu par les plus simples et les plus faciles à réaliser et, le résultat obtenu, on aborde les cartons plus difficiles pour aboutir, si possible, à ceux que seule une personne douée d'une vision binoculaire parfaite peut fusionner. Il va sans dire qu'on peut se contenter d'une perfection moins absolue, car même chez les personnes dont la vision binoculaire n'a jamais été troublée, la finesse de cette fonction est très variable. Tous les exercices stéréoscopiques doivent être faits par les amétropes d'abord avec les lunettes, puis sans lunettes, en éloignant et en approchant les cartons par le glissement du porte-objet, enfin en enlevant du stéréoscope les verres convexes-prismatiques à travers desquels on regarde habituellement.

Un moyen très utile pour exercer la vision binoculaire déjà rétablie a été encore indiqué par M. Javal sous la désignation de lecture contrôlée. Il consiste à interposer un crayon ou un porte-plume entre les yeux et le livre et de lire d'une manière continue sans aucun mouvement de tête, sans qu'aucune lettre soit cachée par l'obstacle. Ce moyen, conseillé antérieurement par Cuignet pour découvrir la simulation de l'amblyopie monoculaire, a le très grand avantage de pouvoir servir en tout temps sans exiger un instrument particulier, sans perte de temps et sans ennui. Il me semble plus utile pour consolider la guérison définitivement obtenue que pour le début du traitement, pendant lequel il demande une trop grande surveillance pour empêcher les petits déplacements de la tête, de l'obstacle ou du livre qui permettent de lire toutes les lettres, même avec un seul œil.

Si nous tenons à rechercher si minutieusement la possibilité de rétablir la vision binoculaire et si nous employons tant de soins pour y arriver, c'est bien moins pour ses avantages comparés avec la vision d'un seul œil, mais surtout parce qu'elle décide de la guérison absolue et définitive du strabisme. Ce n'est que par elle que nous sommes sûrs d'avoir obtenu et de conserver le parallélisme et l'harmonie des mouvements des deux yeux. M. Javal a le grand mérite d'avoir mis ce fait en lumière en démontrant la possibilité de guérir le strabisme exclusivement par des moyens optiques et par des exercices stéréoscopiques destinés à rétablir la vision binoculaire, même sans avoir recours à une opération. Nous devons aussi être reconnaissants à M. Landolt de l'insistance qu'il met en toute occasion à démontrer l'importance et la nécessité des exercices de la vision binoculaire avant et après l'opération du strabisme. Comme nous sommes absolument du même avis, nous voudrions voir tous les confrères pénétrés de la vérité de ce principe et de l'importance de s'y conformer.

Imp. G. Saint-Aubin et Thevenot. — J. Thevenot, successeur, Saint-Dizier (Haute-Marne).

www.ingramcontent.com/pod-product-compliance
Ingram Content Group UK Ltd.
Pitfield, Milton Keynes, MK11 3LW, UK
UKHW012256240726
13966UKWH00004B/1440